Regi Brugger · Fastenwandern

Regi Brugger

Fastenwandern

Schlank und rank zu neuer Lebensfreude
Praktischer, philosophischer
und naturheilkundlicher Rat

Jopp
Oesch

Fastenwandern – das bedeutet weder Selbstquälerei noch sportliche Leistung –, das ist vielmehr ein Zurückfinden zu sich selbst und zu unserer wunderbaren Schöpfung.

CHRISTOPH MICHL

2. vollständig überarbeitete Auflage 2003

Umschlagfoto: PRISMA, Zürich
Illustrationen: Annemie Lieder-Vetter
Druck und Bindung: Legoprint S.p.A., Lavis (NT)
Printed in Italy

ISBN 3-0350-5035-X

Gern senden wir Ihnen unser Verlagsverzeichnis:
Oesch Verlag, Jungholzstraße 28, 8050 Zürich
E-Mail: info@oeschverlag.ch
Telefax 0041/1 305 70 66 (CH: 01/305 70 66)

Unser Buchprogramm finden Sie im Internet unter:
www.oeschverlag.ch

Inhalt

Fasten und Wandern

Drei Erfahrungsberichte

Jeder kann zaubern, jeder kann seine Ziele erreichen, wenn er denken kann, wenn er warten kann, wenn er fasten kann.

HERMANN HESSE, »Siddharta«

Als Extrembergsteiger und Expeditionsteilnehmer habe ich sehr wohl den »echten« Hunger kennengelernt. Da geht es um etwas ganz anderes als beim Fastenwandern. Der echte Hunger ist eine tiefe Qual, die mit Schwächezuständen, Depressionen und Halluzinationen verbunden ist. Die Gier nach etwas Eßbarem wird absolut dominant: Die Phantasie und das Denken konzentrieren sich auf Vorstellungen von schmackhaften Gerichten. Typisch ist auch die Gier, womit der Hungernde Eßbares herunterwürgt, egal wie es schmeckt. Diese bitteren Erfahrungen mußte ich vor allem während meiner illegalen Expedition 1962 nach Tibet erleben, wo ich nur mit knapper Not dem Schlimmsten entronnen bin.

Aufs Fastenwandern verlegt habe ich mich, seit ich mit der Autorin 1995 in Flims wanderte. Ich litt damals immer noch unter Depressionen. Doch die anfänglichen Schwierigkeiten haben sich beim Fasten und Wandern bald verloren. Einen guten Teil meiner Befreiung habe ich auch der Unterstützung durch die Gruppe zu verdanken.

Noch immer ist Fastenwandern für mich eines der besten Mittel, um Körper und Geist umfassend zu regenerieren, und dabei erst noch ungesunde Pfunde abzubauen.

Als nun regelmäßiger Fastenwanderer bezeuge ich dankbar,

daß ich jedesmal erholt, verjüngt und glücklich von einer Fastenwanderung nach Hause zurückgekehrt bin.

Für mich stand zwar nicht das Abnehmen im Vordergrund – trotzdem erhöhten die verlorenen drei bis vier Kilos spürbar mein Wohlbefinden.

Und dank dem sanften Fastenbrechen am Ende der Wanderwoche fiel ich nach der Heimkehr nie in eine der befürchteten Freßorgien, sondern konnte erfolgreich die empfohlenen Eßgewohnheiten einhalten.

Übrigens: Der Einstieg in die Fastenwanderung gelingt mir immer besser – mein Körper hat sich offenbar bereits an die regelmäßigen Fastenperioden gewöhnt, und meine Leistungsfähigkeit während der Fastenwanderungen nimmt mit jedem Tag erstaunlich zu.

In all meinen Fastenwanderungen habe ich noch niemanden gesehen, der, abgesehen von kleinen Krisen, die Wanderungen nicht durchgehalten hätte und am Ende nicht beglückt nach Hause ging.

Hans-Peter Duttle

Fasten, die faszinierende Erfahrung, über einen bestimmten Zeitraum von meinen eigenen inneren Reserven leben zu können und dabei mit allen fünf Sinnen vielfältige (Neu-)Entdeckungen zu machen. Das Gras scheint grüner, der Himmel blauer, die Luft durchsichtiger. An einem Apfel riechen, einem Stück Brot – welch herrlicher Duft! Eine Tasse Tee genießen – köstlich! Musik hören: neue Klangwelten tun sich auf. Intensiver fühlen, sensibler werden: mir gegenüber, meiner Umwelt, der Natur …

Ausgedehnte Wanderungen unternehmen. Die Ruhe suchen. Und Gott. Seine Nähe, seine Kraft erfahren. Mich im bewußten Erleben üben, Lebensmittel und Eßgewohnheiten hinterfragen. Das belastende Zuviel in meinem Leben erkennen; mich davon trennen – ohne Wehmut und Reue, und mich dadurch leichter, erleichtert fühlen. Eine ruhige Sicherheit in mir spüren. Dankbar sein. Mich geliebt wissen, getragen von vielen guten Kräften. Ich bin. Ich lebe; hier und jetzt. Neue Kraft in mir spüren. Meinen Weg weitergehen – sehr glücklich und erfüllt.

Claudia Murer-Rusterholz

Hinausgehen
und die asphaltheißen Füße auf kühle Feldwege lenken.
Den Augen – überdrüssig des Anblicks gewaltiger Betonfronten –
das Schauen schlichter Hauswesen gönnen.
Dem Getöse der Zivilisation entfliehen
und im schweigenden Nebeneinandergehen
das verlorene Wort wiederfinden …

Karl Kloter

Wie ich Fastenleiterin wurde

Mehr als zehn Jahre lang war ich erfolgreich tätig als Trainerin in Kommunikationsfragen für Verkäufer, Außendienstmitarbeiter, Berater und Unternehmer in den verschiedensten Dienstleistungsfirmen: vom Spenglergeschäft über Spitäler bis zu Banken. Schwerpunkte in meinen Trainings während der Hochkonjunktur waren die persönliche Motivation und die Erarbeitung der geistigen und körperlichen Grundlagen, auf welchen eine wirkungsvolle Kommunikation aufgebaut werden muß.

Ich referierte vor meinen Teilnehmern, meist Männern, über die Entwicklung der Menschheit, die Funktion des Gehirns und die Merkfähigkeit, über den Streß und seine Bewältigungsmechnismen sowie über Beziehungsprobleme – alles Themen, die eng mit dem beruflichen Erfolg zusammenhängen. Mein Wissen holte ich aus dem Studium der Betriebspsychologie und aus der Zusammenarbeit mit meinem Gatten, dem ich vorerst assistierte. Bald entwikkelte und schrieb ich selbst Konzepte, und schließlich leitete ich die Trainings allein. Meine Vorträge wurden mit mehr oder weniger Begeisterung aufgenommen. Doch das, was umgesetzt wurde, war mir persönlich oft zu wenig.

Ich beobachtete Trainer-Kollegen; sah, daß sie rhetorisch manchmal besser waren als ich, das Training spannender gestalteten und viel Lob ernteten und damit auch viel Geld verdienten. Doch zweifelte ich am Nutzen der Trainings: Wieviel Wissen und welche guten Vorsätze würden letztlich wohl zum Tragen kommen? Ich fragte mich: Was braucht es, damit sich ein Mensch verändern kann, damit er erfolgreicher und glücklicher wird?

*Man braucht nicht immer denselben Standpunkt
zu vertreten, denn niemand kann einen daran hindern,
klüger zu werden.*

KONRAD ADENAUER

Ich wurde immer unzufriedener mit meinem Beruf, obwohl ich extrem viel verdiente – das überrissene Honorar verursachte mir ein schlechtes Gewissen. Ich kam mir manchmal vor wie ein Zirkusartist, der die Leute in eine illusorische Welt versetzt und sie dann wieder in ihren Alltag mit den üblichen Sorgen und Problemen entläßt.

Als ich selbst in einer Lebenskrise steckte, nahm ich das Angebot von Christoph Michl an, an einer Fastenwanderung teilzunehmen. Um meine angeschlagene Gesundheit zu verbessern, hatte ich bisher zu Hause im Alleingang gefastet. Es waren immer sehr schmerzvolle Wochen, die meinen Durchhaltewillen stark strapazierten. Ich fragte mich, wie andere Menschen etwas so Schlimmes durchstehen konnten und ob ich dabei wohl etwas falsch machte. Das gute Resultat jedoch veranlaßte mich, an diesen Fastenwochen festzuhalten.

Persönlich und als Trainerin war ich sehr gespannt, wie ein Gruppenleiter wie Christoph Michl, der auf dieser Wanderung für 57 Leute verantwortlich war, mit all den Problemen und Nöten unter schwierigen Umständen und mit den oft primitiven Unterkünften in den Bergen fertig würde.

Doch alles kam ganz anders, als ich erwartete: Ich beobachtete, wie Christoph sich auf die tragenden Säulen der Gruppe verließ und auf Gott vertraute; das Fastenwandern nahm dabei eine eigene Dynamik an.

*Sei nicht anderen ein Licht, sondern dir selber.
Andere sollen sich ihr eigenes sein.*

WALTER LEUPI

Was die Menschen selbst tun und erleben, wirkt immer am nachhaltigsten

Das Nachdenken und Lernen mag aus noch so edlen Beweggründen entstanden sein; es bietet wenig Gewähr dafür, daß sich im Menschen etwas verändert außer dem, was er selbst erarbeitet, erlitten, erlebt hat. Ich kannte diese These bereits, aber nur aus der Theorie. Doch hier auf der Fastenwanderung mit Christoph wurde sie konkret.

Mir geht es in meinem Beruf immer um das Resultat: Was verbessert sich nach meinem Einsatz, nach meinen Bemühungen und Erläuterungen in der Situation meiner Gruppe? Fastenwandern erfüllte endlich alle meine Erwartungen. Es gibt hier weder rhetorische Höhenflüge noch gedächtnisakrobatische Zirkusnummern von Trainingsleitern. Fasten und wandern muß jeder Teilnehmer selbst, er muß selber den Berg erklimmen und »über den Berg kommen«. Niemand kann ihm das abnehmen. Jedes Gruppenmitglied ist für sich selbst verantwortlich und jede Gruppe für die stimmige Atmosphäre und die passenden Wanderziele.

Daß ich heute als Fastenleiterin wirken darf, verdanke ich vielen glücklichen Umständen:

Erstens der Tatsache, daß ich mich als Redaktorin der Monatsschrift »Bewußter leben« über Jahre hinweg intensiv mit Gesundheitsfragen befaßte. Ich war zuständig für die Rubrik der Bircher-Benner-Privatklinik, in ihr ging es um Alternativmedizin, wovon ein wichtiger Teil die Ernährung und das Fasten ist. In dieser Verantwortung durfte ich in der Klinik selbst die vielen verschiedenen Methoden erproben und kennenlernen.

Einen weiteren Schritt in Richtung Fastenleiterin tat ich während einer internen Schulung in einem nach der Methode von Dr. F. X. Mayr geführten Kurhaus.

Bald konnte ich das Vertrauen von Psychiatern und Ärzten gewinnen, mit denen ich Erfahrungen im Fasten austauschen durfte und von denen ich Unterstützung in meinem neuen Unternehmen erhielt.

Und ganz viel Erfahrung in Gesundheitsfragen und Verständnis für andere Menschen konnte ich durch meine eigenen Krankheiten gewinnen.

Nicht zu vergessen sei mein Elternhaus, dem ich die Grundlagen der Ernährung und gesunden Lebensführung verdanke.

Meine erste Fastenwanderwoche

Auf der Reise ins Tessin zu meinen Fastenwanderferien machte ich einen Abstecher zu einem lieben Bekannten, seines Zeichens Major im Generalstab. Als ich auf einen Teil seines üppigen Gastmahles verzichtete und ihm von meinem Vorhaben erzählte, schüttelte er väterlich den Kopf. Er mit seinen »Wandererfahrungen«, sprich 100-Kilometer-Märschen in den Offiziersschulen, konnte mir genau beweisen, daß ich, ohne zu essen, keine 20 Kilometer am Tag hinter mich bringen würde. Marschhalte mit Zwischenverpflegung seien absolut notwendig, wenn man nicht die Ambulanz mitfahren lassen wolle. Überhaupt – ohne Nahrung keine Leistung! Dies war seine überzeugte Warnung. Ich dankte ihm für seine Ratschläge und fuhr dann halt doch weiter Richtung Süden.

Ab Cimadera ging es zu Fuß hoch zur SAC (Schweizer Alpenclub)-Hütte Pairuolo. Ich hatte mein Gepäck auf das reduziert, was man in einer Hütte so braucht und was in einen »erträglichen« Rucksack paßt. Zwei Wärmflaschen schienen mir dabei unerläßlich.

Ich verließ die frühlingshaften Blumenwiesen und die letzten buntbepflanzten Gärten und stapfte bald tapfer durch den matschigen Sulzschnee. Steil hinan ging es durch knospende Buchenwälder, in deren Ästen sich die Tessiner Sonne brach. Mit dem Überschreiten der Schneegrenze überfiel mich ein beklemmendes

Gefühl – so etwas wie: »Du hast A gesagt, jetzt mußt du B sagen.« Wenn man sich allein fühlt, scheint einem das »B-Sagen« besonders schwer. Ich wußte ja noch nicht, daß mich oben 57 Fastenwanderer in der gleichen Stimmung empfangen würden.

Sie hatten die verschiedensten Sorgen: »Wo trocknen wir denn unsere verschwitzte Wäsche?« war die brennende Frage eines Ostdeutschen. Er suchte fieberhaft nach einem warmen Platz, um eine Wäscheleine zu spannen. Aber alle andern verteidigten diesen einzigen Ort, wo wir gemütlich Tee und Gemüsebrühe schlürfen durften. Dann rechnete ein anderer Gast seine Chancen beim Duschen aus. Eine einzige, gasgespeiste, durchlauferhitzte Dusche für 57 Wanderer, die beim Fasten (nach Ansicht der Eingeweihten) doch erheblich riechen würden wegen der inneren Reinigung. »Wie fülle ich meine Wärmflaschen, wenn doch nur eiskaltes Wasser aus den Hahnen fließt?« war mein persönliches Fragezeichen. Ich wagte nicht, mir vorzustellen, wie viele Probleme auf uns Fastenwanderer zukommen würden. Ich kapitulierte, suchte mir ein Plätzchen am Kaminfeuer und besah mir gedankenschwer die neuen Gesichter. Die Hitze des Feuers rief in mir eine tiefe Müdigkeit hervor. So schlich ich mich ins Nachtlager, froh, daß niemand sah, daß ich weder Hose noch Pullover auszog. In totaler Verwirrung, wie der kommende erste Fastentag zu überstehen sei, überließ ich mich dem Schlaf, so daß ich auch meine Zimmernachbarn nicht hörte und erst wieder aufwachte, als Morgengesang und Gitarrenspiel ertönten. Einige erprobte Fastenwanderer hatten sich bereits eine Stunde früher zur Morgenandacht aufgemacht und Lieder für uns Siebenschläfer eingeübt.

Nach dieser freundlichen Begrüßung wollte auch ich wieder zu den zivilisierten Menschen gehören, stieg in den Waschraum hinunter, entblätterte mich und genoß die kühle Erfrischung direkt ab Bergquell. Aus dem »Eßraum« dampfte uns bereits frischer Tee entgegen, und nun scharten sich auch die letzten Morgenmuffel mit ihren Tassen um die großen Kessel. Christoph erläuterte organisatorische Dinge und schlug eine erste Wanderung vor. Da wir uns im Gebiet nicht auskannten, stimmten wir freudig ein, denn niemand wollte länger im feuchtkalten Haus bleiben.

Die Wanderschuhe geschnürt, den Rucksack gepackt (leicht wie nie zuvor – eine Flasche Tee genügt für einen Tag!), bildeten wir eine Kolonne mit den Schwächsten an der Spitze, wo auch ich mich sofort einfand. Mein Tiefschlaf hatte noch nicht alle meine Zweifel gebannt.

Christoph stapfte durch den tiefen Schnee, ich hielt mich dicht hinter meinen Vorgänger, hörte mein Herz pochen und glaubte das Echo im Tal unten zu hören. Stapf – stapf, links – rechts, einatmen – ausatmen, bumm – bumm, schlug mein Herz dazu.

Den malerischen Schluß bildete Anna in ihrem Dirndl. Gut zu wissen, daß man nicht verlorengehen konnte ...

Bei der ersten Rast kam die große Überraschung: Nicht nur ein Fingerhut voll Randensaft (rote Beete) wurde kredenzt, nein, auch den Teelöffel durften wir ins Honigglas tunken und wonniglich daran lecken. Wie alle von einem Pfund Honig satt wurden, glich der Speisung der Fünftausend. Neu gestärkt und verbrüdert, stiegen wir höher, erreichten den Grat, und unsere Anstrengung wurde mit einem traumhaften Blick auf die schneebedeckte, sonnengleißende Alpenkette belohnt. Wir fühlten uns von der Erde abgehoben. Unter dem Schnee auf der Nordseite warteten die prächtigsten Blumen darauf, sich der Sonne entgegenrecken zu dürfen: Soldanellen, Krokusse, Schneeglöckchen, wilde Primeln, kleine Hyazinthen und sogar Christrosen!

Ganz unten im Tal leuchteten wie staunende Augen die Seen des Tessins. Es schien, als habe sich der Berg aus dem Wasser erhoben. Wir kraxelten weiter dem Grat entlang, mal rauf, mal runter, bis die Sonne sich neigte und wir uns fragten, wie und wann wir wohl wieder unsere Hütte erreichen würden.

Vielen von uns verlangte der Heimweg die allerletzte Energie ab. Aber Christoph meinte: »Wenn ihr glaubt, es geht nicht mehr weiter, merkt ihr, wie stark ihr überhaupt seid und wie viele Reserven ihr noch habt.« Mit dieser Überzeugung und dank Christophs unermeßlicher Ruhe schafften wir es alle, vor dem Einnachten heil und verwundert über unsere Leistung heimzukehren.

Wer's nicht glaubt, sollte es wirklich selbst ausprobieren!

Man kann niemanden überholen, wenn man in seine Fußstapfen tritt

Immer wieder werde ich von Teilnehmerinnen und Teilnehmern gefragt, wie oft ich faste und wie ich mich denn im Allgemeinen ernähren würde. Wird mir diese Frage so oft gestellt, weil ich nach soviel Bewegung an frischer Luft und Sonne in den Bergen und dank der Freude an meinem Beruf so strahlend aussehe oder weil gewisse Menschen so unmündig sind?

> *Ergründe deinen eigenen Weg, und gehe ihn.*
> *Jeder andere führt in die Irre.*
>
> Walter Leupi

Gerne wäre ich allen ein Vorbild, und nur allzu gerne würde ich mich nach meinen Grundsätzen und Überzeugungen ernähren. Doch auch ich bin nur ein Mensch. Lebensumstände und ein schwacher Wille halten mich oft davon ab, das zu verwirklichen, wovon ich träume. Meine Überzeugungen sind aus Wissen und Erfahrung entstanden. Doch sind dies meine ganz persönlichen Erfahrungen, und auch das Wissen beruht auf einer ganz persönlichen Auslese.

Jeder Mensch ist einzigartig, und für jeden Menschen gelten nur seine ihm persönlich zugeordneten Lebensregeln. Was die Ernährung betrifft: Jeder Mensch hat eine andere Konstitution, andere Lebensgewohnheiten, übt andere Tätigkeiten aus, lebt in anderen

Lebensumständen. Wie kann da eine Ernährungsregel für alle gelten? Ein kopiertes Vorbild ist immer eine schlechte Kopie.

Allzuoft führen gutgläubige Menschen aus, was ihnen irgendwelche Ernährungsapostel verkaufen. Wenn wir nicht auf unseren Körper hören, führen alle diese Rezepte in eine Sackgasse. Auch die Ernährungsapostel werden eines Tages jämmerlich stranden, wenn sie sich stur an ihren Thesen festhalten, denn auch sie verändern sich, und mit ihnen verändern sich ihre Lebensumstände. Und wenn sie in ihrer Rezeptur nicht flexibel und tolerant sind, werden sie in die genau gleiche Sackgasse geraten wie ihre Klienten.

Fasten ist der Königsweg für jene Menschen, die ihre Mitte finden und lernen wollen, auf ihre innere Stimme zu hören.

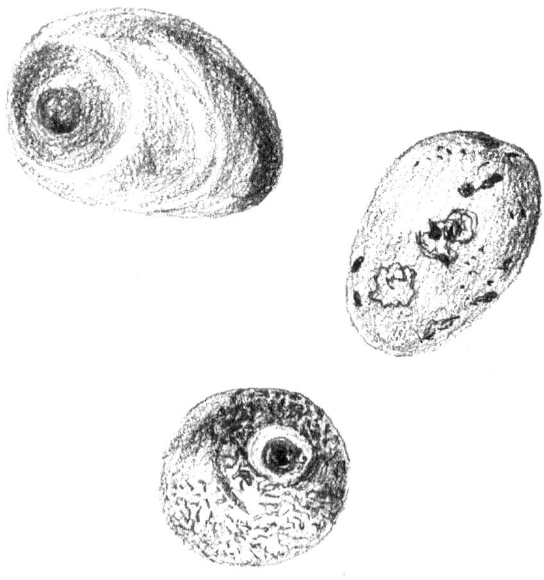

Fasten – der Sprung ins Wasser

Ich bin an einem See aufgewachsen. Schwimmen und Baden gehörten zum alltäglichen Leben. Doch etwas ganz Besonderes war für mich das Springen vom hohen Sprungturm. Es gab an unserem Turm drei Sprungbretter, das unterste, ca. 2 Meter über Wasser, das mittlere und das höchste. Zuerst wagte ich den Sprung vom niedrigsten. Ich betrat die Treppe, dann fühlte ich das rauhe, kratzige Sisalgeflecht auf dem Sprungbrett unter meinen Füßen. Ich schaute in die Tiefe, das Wasser glitzerte und lockte. Abstoßen! – und im Bruchteil einer Sekunde wurde ich aufgefangen vom Naß, tauchte kurz unter, und mit ein paar Beinschlägen war mein Kopf wieder an der Luft. Ich genoß die kühle Erfrischung, die Leichtigkeit und Freiheit, mich im Wasser zu bewegen.

Doch mit dem niedrigsten Sprungbrett war ich bald nicht mehr zufrieden. Den kurzen Moment des freien Falls konnte ich kaum wahrnehmen, obwohl er ein wesentlicher Teil des Spiels war. Ich kletterte die Treppe höher hinauf, jeder Tritt führte mich weiter weg vom sicheren Boden. Wenn ich mich am Handlauf festhielt und den Fuß auf die Eisentreppe setzte, spürte ich meine Körperschwere ganz deutlich. Ganz oben gab es keinen Halt mehr. Beim Blick in die Tiefe wurde mir leicht schwindlig. Ich mußte tief durchatmen und vorsichtig einen Fuß auf das Brett setzen, das hoch über dem Wasser in die Luft ragte. Es erzitterte unter meinem Gewicht. Mein Herz schlug schneller, von Kopf bis Fuß durchströmte mich ein Erschaudern. Indem ich beide Füße auf das biegsame Brett setzte, konnte ich mich an die schwindelnde Höhe gewöhnen. Ich wippte leicht, um die Macht über das Brett zu gewinnen, sah wieder hinunter in das tiefe Blau. Stellte mir kurz vor, wie ich eintauchen und mich dann durch Zappeln vom Wasserdruck befreien würde, um erlöst an die Oberfläche zu kommen. Dieses Spiel konnte ich in jeder Sekunde auskosten, erweitern und genießen.

Eines Tages wollte ich mit meinen Sprüngen einem Freund imponieren. Ich war damals gerade Anfang der Pubertät, kein Kind mehr und doch noch nicht selbständig. Der Typ hingegen war schon ziemlich ausgereift, groß, sportlich und stark, so richtig zum Verlieben. Er forderte mich heraus, vom höchsten Brett zu springen. Ich zögerte, schämte mich aber, meine Angst zuzugeben. Er bot mir an, mit mir zusammen zu springen. Das konnte ich dem braunen Götzen nicht abschlagen. Er nahm mich an der Hand, stieß ab und zog mich mit sich. Ich spreizte die Beine, wie um zu bremsen. Machte mich breit statt lang, platschte mit unheimlicher Wucht auf die Wasseroberfläche, sank und ertrank fast. Wegen des harten schmerzhaften Aufpralls hatte ich kaum mehr die Kraft, mich wieder an die Oberfläche zu strampeln. Ich wurde an Land gezogen und war zerschmettert an Leib und Seele. – So etwas darf es beim Fasten nicht geben.

Zum Fasten muß man sich selbst entscheiden; man muß es aus Freude und Überzeugung tun. Bis es soweit ist, kann es Monate, oft sogar Jahre dauern.

Man muß es richtig genießen, das Gefühl, für kurze Zeit den Boden unter den Füßen zu verlieren, frei in der Luft zu schweben und den Körper in seiner ganzen Freiheit zu spüren. Das Spiel der Schwerkraft vom angstvollen Besteigen des Sprungturms bis zum befreienden Sprung und Flug in die Tiefe, der Auftrieb im Wasser, das Wiegen an der Oberfläche und dann der Boden unter den Füßen – das sind auch die Erlebnisse der Fastenden. In beiden Fällen ist es wichtig zu erspüren, wann der Zeitpunkt gekommen ist, da wir bereit sind, uns von der Schwere des alltäglichen Lebens zu lösen. Niemals darf man jemand anderen zwingen oder auch nur leicht anstoßen. Fasten ist eine ureigene Erfahrung, zu der niemand sich drängen lassen sollte und die jeder Mensch anders empfindet.

Wenn ich mich übermüdet, überessen und schwerfällig fühle, dann ist es für mich höchste Zeit zu fasten, ohne auch nur einen Blick auf die Waage zu werfen. Doch es braucht Mut, sich vom gedeckten Tisch fernzuhalten – meist gegen die Ratschläge der Liebsten, die es ja so gut mit uns meinen, wenn sie uns viel Fettes und Süßes auftischen fürs Gemüt und zur Stärkung.

Die ersten zwei Fastentage werde ich dann noch müder als zuvor, aber auch entspannter. Täglich mehrmals wiederkehrende Gewohnheiten loszulassen ist nicht einfach. Der einsame, selbständige Entschluß kostet oft noch die letzten Energiereserven. Ich sorge jeweils vor, daß ich während meiner Fastenzeit keine stressigen Termine wahrnehmen muß. So kann ich mir erlauben, meiner Müdigkeit nachzugeben, mich einfach fallen zu lassen wie vom Sprungbrett. Untertags kann ich dann mal schnell ein Nickerchen machen, was sonst gar nicht zu meinen Gewohnheiten gehört. Wenn meine Energien schwinden und ich fröstle, schlüpfe ich meist für kurze Zeit mit einer Bettflasche unter die Decke. Wieder aufgewärmt und ausgeruht, erledige ich Routinearbeiten wie Putzen, Plätten, Aufräumen, Abwasch usw.

Am zweiten oder dritten Tag genieße ich bereits die gewonnene Zeit, die ich sonst mit Einkaufen, Kochen und Essen verbringe. Ich gehe viel an die frische Luft und mache ausgedehnte Wanderungen, die sonst zeitlich nicht drin liegen. Beim Wandern komme ich auf neue Gedanken. Bereits fällt seelischer und körperlicher Ballast von mir ab. Neue Spielräume tun sich auf. Mit den neuen Ideen werden auch neue Kräfte geweckt.

Nun tauche ich im neuen Element wieder auf und lasse mich tragen. Schon nach fünf Tagen spüre ich einen verstärkten Antrieb, alles, was liegengeblieben ist, aufzuarbeiten und etwas Neues anzupacken. Mein Zeitgefühl hat sich bereits verändert, es wird nicht mehr von den Mahlzeiten diktiert. Ich schaue nicht auf die Uhr, ob es bald Zeit für das Mittagessen sei. Es passiert mir sogar, daß ich andere Menschen mit meinem neuen Energieschub förmlich überfahre.

Dies kann dann das Zeichen sein, wieder mit leichter Kost zu beginnen. Nicht mehr von nur Wäßrigem zu leben, wieder in einen Apfel zu beißen und das zu genießen, was uns die Erde spendet.

Ein einsamer Entschluß

Es ist einfacher, ein Atom zu spalten,
als ein Vorurteil zu zerstören.

ALBERT EINSTEIN

»Ich gehe fasten und wandern«, gibt sie kleinlaut und wie nebenbei am Frühstückstisch bekannt. Ihr Blick schweift lauernd über den Zeitungsrand zu ihrem Tischgenossen hinüber. Aus seiner Mimik versucht sie zu lesen, wie er diese Botschaft aufnimmt, von der sie selbst noch nicht hundertprozentig überzeugt ist. Er ist noch vertieft in seinen Tagesplan.

Doch plötzlich erwacht er: »Fasten und wandern? – Was soll das!«

»Ja, Fasten und Wandern. Du hast richtig gehört. Du weißt doch, daß ich gerne wandere, und fasten täte uns beiden schon lange gut. Kommst du auch mit?«

Diese Aufforderung macht ihn hellwach: »Ich und fasten und dazu noch wandern! Etwas Verrückteres kommt dir wohl nicht in den Sinn. Ich habe heute etwas Wichtiges und Vernünftiges vor. Du weißt, die Besprechung mit Marc! – Bitte laß mich in Frieden.« Steht auf, stopft sich noch den letzten Bissen vom Brötchen in den

Mund, schwemmt ihn mit dem Rest Kaffee hinunter und macht sich auf den Weg.

Genau das, denkt sie, ist es. Streß am Arbeitsplatz, unaufhörliches Kreisen der Gedanken um geschäftliche Probleme, auch daheim während des Essens, sinnlos zuviel Nahrung in sich hineinstopfen, runterschwemmen mit Kaffee. Keine Zeit haben für Gespräche, sich mißverstehen, aneinander vorbeireden. So kann es doch nicht weitergehen!

Einmal ruhig werden, abschalten, nichts mehr kochen, nichts mehr essen, wandern, die Natur genießen, frei atmen können. Wenn er ihren Wunsch nur begreifen würde …

Sie holt nochmals den Prospekt hervor, liest Schlagwörter wie »das gesundheitliche Wohlbefinden verbessern«, »dem Körper eine Chance geben«, »schlechte Gewohnheiten ablegen«, »Gewicht reduzieren«. Stopp! – Das ist das Stichwort: »Gewicht reduzieren«. Das muß er einsehen, sagt sie halblaut vor sich hin. Mit seinem Übergewicht und seiner beruflichen Belastung ist er der beste Kandidat für einen Herzinfarkt. Wenn er nur mitkäme zum Fasten und Wandern! Wie soll ich es ihm beibringen?

Vielleicht weiß die Verfasserin dieser Schrift Rat. Sie wird ja wohl Erfahrung haben und wissen, wie man seinen Partner zu seinem Glück zwingen kann.

Außerdem möchte sie die Frau, die diese Fastenwanderungen anbietet, vorerst einmal kennenlernen, ihre Stimme hören, mit ihr reden. – Papier nimmt ja alles an. Wenn ich mit ihr rede, werde ich schon spüren, in welche Richtung diese Fastenwanderei geht. Ob diese Fastenwanderleiterin wohl so eine extreme Grüne, eine verrückte Heilsbotschafterin, eine Kräuterhexe oder gar eine hohle, gewinnsüchtige Geschäftsfrau ist, die sogar aus der Luft, die ihre Kunden atmen dürfen, noch Geld scheffelt? Vielleicht hat mein Mann ja doch recht, wenn er meint, ich sei verrückt –.

Sie ist neugierig, will es wissen und wählt die Nummer.

»Brugger«, meldet sich kurz und bündig eine Frauenstimme.

»Bitte verbinden Sie mich mit *Fasten und Wandern mit Regi.*«

»Regi am Apparat. Bitte, was wünschen Sie?«

»Ja, eigentlich – ich möchte mich nur informieren, wie das denn funktioniert mit dem Wandern, wenn man fastet. Ist man dabei nicht völlig schlaff und hat keine Kraft?«

»Ja, das meinen fast alle, aber die Erfahrung zeigt, daß die Bewegung an frischer Luft dem Kreislauf guttut. Und der Sauerstoff hilft bei der Entschlackung mit. Wer sich an der Natur freut und gern wandert, kann das Angenehme mit dem Nützlichen verbinden. Viele meiner Teilnehmer und Teilnehmerinnen können sich nach einer Fastenwanderwoche das Fasten ohne Wandern nicht mehr vorstellen, weil sie sich bei dieser Kombination so wohl fühlen.«

Fasten und Wandern ist eine ideale Kombination, weil wir beim Wandern in gesunder Bergluft tiefer atmen und mehr Sauerstoff tanken können. Der Sauerstoff ist hauptverantwortlich für die Verbrennung von Schlacken. Ein tiefe Atmung und viel Bewegung sind Garanten für unser Wohlbefinden.

Der Jammer mit den Weltverbesserern ist,
daß sie nicht bei sich selbst anfangen.
THORNTON WILDER

»Nun eine andere Frage. Ich möchte meinen Mann mitbringen. Er hätte es bitter nötig wegen seines Übergewichts und dem Streß im Beruf. Wie kann ich ihn überzeugen?«

»Lassen Sie Ihren Mann zu Hause. Kommen Sie vorerst einmal allein. Fasten tut man für sich allein, abseits vom Alltag und frei von aller beruflichen und persönlichen Bindung. Glauben Sie mir, wenn Sie dann nach einer Fastenwanderwoche glücklich, voller Tatendrang, mit rosiger Haut und schlank nach Hause kommen, wird

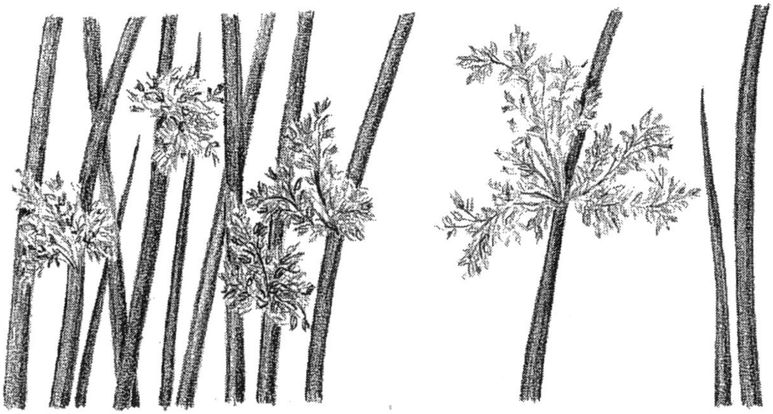

Ihr Partner nur darauf warten, bis er Sie begleiten darf. Fasten ist eine einsame Entscheidung.«

Warum gehen vorwiegend Frauen auf Fastenwanderung?

Frauen verhalten sich gesundheitsbewußter. Dies besagt eine Statistik des Schweizerischen Nationalfonds aus den neunziger Jahren:

> Männer rauchen weit häufiger als Frauen (Differenz: 11,6 %)
> Männer trinken mehr Alkohol (Differenz: 11,2 %)
> Männer haben häufiger Übergewicht (Differenz: 17 %)

Logischerweise hätten Frauen weniger Grund zu fasten. Doch wer gesundheitsbewußt lebt, beugt auch vor. Und wer sich auf Tabletten und die medizinische Kunst verläßt, bezahlt lieber teure Honorare und läßt sich kurieren, anstatt sich selbst zu helfen. Vor allem wartet er, bis er krank ist, und tut nichts zur Vorbeugung.

Vielleicht denken Männer auch anders. Für die Frau ist die Gesundheit ein integrierter Teil ihres Berufs- und Privatlebens. Männer denken analytischer und trennen die Bereiche Gesundheit, Beruf und Privatleben. Deshalb warten manche, bis sie krank werden, bevor sie etwas für ihre Gesundheit oder, besser gesagt, gegen ihre Krankheit unternehmen.

Fasten ist kein Leistungssport

Auch suchen Männer eher leistungsorientierte Herausforderungen. So ist es nicht erstaunlich, daß noch nie eine Frau einen Höhenmeter oder einen Schrittmesser auf einer Wanderung mitgeführt hat. Hingegen ist es mir passiert, daß ein »starker« Mann sich bei der Vorstellungsrunde gar nicht schüchtern dahingehend äußerte, er möchte doch etwas anspruchsvollere Touren unternehmen als – und er schaute in die Runde, wo einige ältere Damen saßen …

Ich nahm die Herausforderung an und anerbot mich, ihn und eine mutige Dame persönlich zu begleiten, während ein Hilfsleiter die »schwächere« Gruppe betreute.

Voller Freude stapfte ich am Morgen durch den frischen Schnee den Berg hinauf. Hinter mir hörte ich die leisen Schritte im weichen Schnee. Dies beruhigte mich und ließ mich vielleicht das Tempo etwas anziehen; ich weiß es nicht mehr so genau. Doch plötzlich – eine schrille militärische Stimme hinter mir ließ mich zusammenschrecken. »Halt, Regi!«

Ich blieb sofort stehen und drehte mich um. Vor mir stand, mit hochrotem Kopf und den Höhenmesser drohend als Beweismittel in der ausgestreckten Hand haltend, der stramme Herr: »In dreiundzwanzig Minuten hast du genau 170 Höhenmeter gemacht. Dies entspricht 130% der Durchschnittsleistung!« Ich erschrak zu Tode wegen seines roten Kopfes, der schrillen Stimme und des Beweisinstrumentes. An so etwas hätte ich nie im Leben gedacht. Ich hatte mich bis anhin immer auf mein Gehör und Gespür verlassen. Wenn alle hinter mir in ruhigem Schritt gehen, ist für mich alles o.k. Wenn zu viel und zu laut geschwatzt wird, dann lege ich etwas zu, und wenn ich ein Stöhnen oder Keuchen höre, bleibe ich stehen. So einfach ist das für mich …

Etwas Ähnliches wie dieser stramme Wanderer bot ein Herr aus dem flachen Norden. Er informierte mit einem Schrittmesser ständig die ganze Gruppe über ihre Leistung, heizte an und lobte bei der Heimkehr den wachsenden Erfolg.

Leistungskontrolle und Anheizen gehören eigentlich nicht zum Fasten. Fasten heißt, auch in diesem Bereich loszulassen, wegzukommen von Gewinn- und Leistungsdenken: alles einer höheren Macht überlassen, geschehen lassen und sich am Augenblick erfreuen.

Wie viele Höhenmeter stecken in einer »Karotte flüssig«?

Ein Bericht über eine Fastenwanderung im Alpstein von Susi Schildknecht

Alpstein hinauf, Alpstein hinunter, und das ohne feste Nahrung! Kann man das? Als ansonsten leidenschaftliche Schlemmerin wollte ich es wissen. In einer aus fünfzehn Individuen zusammengewürfelten Schicksalsgemeinschaft erlebte ich sechs Tage Fastenwandern an Leib und Seele.

»Nein, nein, ich bin keiner Sekte verfallen und auch nicht auf dem Esoteriktrip. Ich will lediglich wissen, wieweit die natürlichen Reserven des Körpers reichen. Ballast abwerfen ist immer gut – physisch und psychisch. Und wer weiß, vielleicht finde ich ja zu einem neuen, ganzheitlichen Ernährungsbewußtsein.« Diese Argumente aus der kleinen Fastenwanderfibel »Vogelleicht und frei« machte ich mir zu eigen, als es darum ging, Kollegen zu beruhigen. In Tat und Wahrheit war ich vor allem neugierig.

Unter der brütenden Augustsonne steigen wir vom appenzellischen Schwende zum Roßberg hinauf – ein sich noch fremdes Grüppchen Fastenwilliger aus der ganzen Schweiz, Altersbandbreite 30 bis 55 Jahre, vorwiegend sportliche Figuren. Regi Brugger, 52, Fastenleiterin und Organisatorin dieser Tour, ruft zum Stundenhalt. Ein letzter Apfel – ein schönes Ritual, das Fasten einzuleiten!

Auf breites Interesse stoßen die Motive der andern für das Fastenwanden. Diese sind unterschiedlich und reichen von der Hoffnung auf Gewichtsabnahme über generelles Entschlacken bis hin zum Gesundreinigen. Andere geben psychische Beweggründe an: Sich selbst besser kennenzulernen, Rückbesinnung aufs Wesentliche, bewußtere Ernährung und schärfere Sinneswahrnehmung sind häufig genannte Ziele.

Tischgespräche …

Der nächste Punkt von allgemeinem Interesse ist das Abendprogramm beziehungsweise das Mahl im Alpgasthaus »Bollenwees«, wo wir während der ersten drei Tage logieren. Auf dem Menü stehen: *Tee; geselliges Beisammensein; ein Eßlöffel Glaubersalz.*

Der Hauptgang für heute und die folgenden fünf Tage besteht aus Sud von bestem Biofrischgemüse. Rund 250 Gramm pro Person werden in der Hüttenküche für uns ausgekocht. Gewürzt wird nicht etwa mit Salz oder gar Bouillon-Extrakt, sondern mit allerfeinstem wildem Schnittlauch von den Steilhängen des Altmann-Gipfels. Gemüsesud und Tee dürfen wir in unbeschränkten Mengen zu uns nehmen. Regi erklärt: »Die Verdauung beginnt mit dem Kauen, das die weiteren Verdauungsorgane zum Arbeiten anregt. Also keinen Kaugummi, auch nicht künstlich gesüßten! Flüssigkeit hingegen schwemmt die Rückstände in den Verdauungswegen weiter Richtung Ausgang.«

Da, das Glaubersalz zeigt erste Wirkung! Jene mit den sensibleren Därmen verlassen den Tisch beinahe fluchtartig. Bei den Zurückgebliebenen löst sich dafür die Stimmung. Stuhlgang avanciert nicht nur zum salonfähigen Thema, sondern gar zum Tischgespräch des Abends.

Ausblick aufs morgige Programm gibt Ida, unsere erfahrene Tourenführerin aus Appenzell mit dem urchigen Dialekt. Übrigens ist auch sie eine der unseren, fastet sie doch mit ihren 60 Jahren kompromißlos mit. Längst steht sie über den erstaunt-belustigten Blicken manch anderer Einheimischer.

Mit dem Alpsegen und einigen Kilo- und Höhenmetern in den Beinen sinke ich in die Federn. Die Bettschwere kommt nicht vom

Nachtessen. Der erste Tag der Fastenwanderwoche liegt hinter uns.

Der erste Tag ganz ohne

Nach der ersten Nacht im Massenlager fühle ich mich zwar ausgeschlafen, aber schlapp. Einige Tassen Schafgarbe-, Kamille- und Brennesseltee später schleppe ich mich die Treppe hoch, um mit Zähneputzen den schalen Geschmack im Mund zu beseitigen. Uff, und so was Schwächliches will heute sechs Stunden durch die Berge streifen? Ein Blick in die Runde bestätigt mir, daß es den meisten ähnlich ergeht.

Den Aufsteller des Tages bietet uns Regi kurz vor dem Abmarsch an: einen Deziliter Saft, frisch gepreßt aus einem Stück Rande (rote Beete), einer Karotte und einem Stück Apfel. Eine Delikatesse! Wieviel Wanderkraft steckt wohl in einer Karotte flüssig? Schon nach wenigen Wanderminuten am blaugrünen Fählensee ist alle Müdigkeit verflogen. Nach steilem Aufstieg erreichen wir den Zwinglipaß, wo wir unsere Thermosflaschen ansetzen und die verlorene Flüssigkeit ersetzen. Zum Nachtisch gibt's die feinste Aussicht auf den Säntis, die Churfirsten und das St. Galler Rheintal.

Lust auf Körperpflege

Zurück in der »Bollenwees«, werden wir mit einem »Zvieri« (Zwischenmahlzeit gegen vier Uhr) beglückt, einem Deziliter frischgepreßten Apfelsaftes. Danke schön, wunderbarer, lieber Apfel! Wir genehmigen uns ein erfrischendes Bad im kalten Fählensee und dann eine warme Dusche. Alle verspüren Lust auf ausgedehnte Körperpflege. Der Haut als Ausscheidungsorgan ist während des Fastens besondere Aufmerksamkeit zu widmen. Angestauter Unrat im Organismus entschwindet nicht nur über die Verdauungswege, sondern beispielsweise auch als unangenehme Ausdünstung durch die Poren.

Fasten ist so alt wie die Völker der Erde. Und um die Wichtigkeit einer gleichzeitigen Darmreinigung wußten schon die Essener (siehe Seite 85). Das erzählt Regi, während sie mir mit einem Einlauf zur nötigen Sauberkeit des Verdauungstraktes verhilft.

Rösti auf Platz 1 in der Wunschliste

Karoline hat schon gefastet, aber noch nie in Kombination mit einer Wanderwoche. Für sie ist die körperliche Herausforderung eine angenehme Bereicherung. Barbara arbeitet in ihrem Beruf als Aerobictrainerin stark mit dem Körper. Sie kann es sich gar nicht leisten, ihre Muskulatur schwinden zu lassen. Auch Helga würde wieder fastenwandern, aber vielleicht eher im Jura als auf den steilen Wegen des Alpsteins. Mike hat sich immerhin eine knappe Woche lang bewiesen, daß er auch ohne üppig gefüllte Teller, Drinks und Zigaretten auskommt.

Neben der Körpererfahrung schätze ich ganz besonders die Gruppendynamik und die Geselligkeit. Wir ermuntern und helfen uns gegenseitig und können unsere doch eindrücklichen Erfahrungen mit den andern austauschen. Uns allen ist es wichtig, daß jede durchhält und das Ziel erreicht. Einig sind wir uns auch darin, daß Rösti (gebratene Kartoffeln), nach einem Wandertag in einer Alpwirtschaft genossen, etwas vom Besten auf der Welt ist – äh, wäre! Das ständige Besprechen von Lieblingsspeisen, -rezepten und -restaurants gehört dazu.

Entschlackt zum Alpabzug

In der zweiten Wochenhälfte ist das Gasthaus der Meglisalp Ausgangspunkt für unsere Streifzüge. Als Wanderhöhepunkt erklimmen wir den Säntis via Lisengrat, eine gut sechsstündige Wanderung mit 1000 Höhenmetern hinauf und wieder hinunter. Alle schaffen den Gipfel! Bezwungen sind auch sämtliche Anlaufschwierigkeiten, die das Fasten betreffen. Der Körper hat sich umgestellt und zehrt von den Reserven. Das Denken empfinde ich als klarer, Schmecken und Riechen um ein Vielfaches intensiver.

Und dennoch freue ich mich auf das Fastenbrechen am letzten Abend. Welch häßliches Wort für das verlockend präsentierte Rohkostbuffet! Noch nie habe ich Geschmack und Geruch jedes einzelnen Bissens so intensiv wahrgenommen, das Kauen derart genossen, die Konsistenz eines Kürbiskerns so bewußt registriert, überhaupt alle meine Sinne der Tätigkeit des Essens hingegeben!

Der Alpabzug findet wie für die fett gemästeten Appenzeller Kühe auch für uns Fastenwanderer über den wunderschönen Schrennenweg statt. So kurz nach dem Fasten fühlen wir uns frei, vogelleicht und ... stolz.

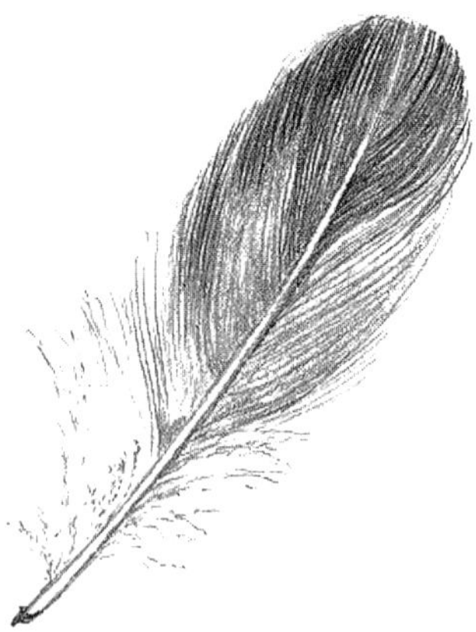

Kann und darf ich fasten?

Je weniger komplizierte Gedanken wir uns rund ums Fasten machen, desto leichter fällt es uns. Am besten nimmt man sich ein Fastenziel vor und läßt sich überraschen. Persönliche Fastenziele können sein: Gewicht reduzieren, seelischen Ballast abwerfen, vom Alltag abschalten, neue Wege finden, ausgeglichener werden und noch vieles Nützliche, Schöne und Angenehme mehr. Also weder auf die Uhr noch auf die Waage schauen, beim Wandern keine Kilometer oder Höhenmeter zählen. Keine Ersatzaufbaustoffe wie Vitamine und Mineralstoffe usw. mitnehmen, nur weil man glaubt, man brauche sie. Dafür sorgt die Fastenleiterin. Nötig werden Ersatzstoffe bei einem gesunden Menschen erst nach drei Wochen.

Wenn ein Fastenarzt die Einwilligung gegeben hat, braucht man sich vor nichts mehr zu fürchten. Beim vernünftigen Fasten ist noch niemand gestorben. Die wirklichen Gefahren beginnen beim unvernünftigen Essen.

Wann ist ärztlicher Rat notwendig?

Bei Abhängigkeit von Medikamenten, vor allem von Psychopharmaka, bei Herz- und Kreislauferkrankungen.

Fastenwanderungen sind für Gesunde gedacht, das heißt für Menschen, die ohne Medikamente auskommen und in guter körperlicher und psychischer Verfassung sind. *Personen, die keine Reserven haben* (z. B. untergewichtige, körperlich und seelisch sehr erschöpfte Menschen) *dürfen nicht fasten.* Wer sich nicht sicher fühlt oder in ärztlicher Behandlung steht, konsultiere unbedingt vorher den Arzt.

Fastenwanderungen sind vor allem als Maßnahme zur Gesundheitsvorsorge zu verstehen. Doch wer ist wirklich ganz gesund? Wie viele Leute kennen Sie, die über Jahrzehnte nicht zum Arzt gehen mußten? Manche Kranke haben das Fastenwandern schon auf eigenes Risiko gewagt und großen Erfolg gehabt. Einen wichtigen Anteil an der Heilung haben wohl die Einstellung, der Entschluß und der Wille, gesund zu werden und das Leben in die eigenen Hände zu nehmen, statt sich den Ärzten auszuliefern. Und doch: Im Zweifelsfalle empfehle ich Rücksprache mit Ärzten, die aus eigener Erfahrung wissen, was Fasten ist und bedeutet.

Fasten ist gut für Gesunde und Kranke zwischen 20 und 80 Jahren. Doch gibt es einige wenige Krankheiten, bei denen Fasten nicht angezeigt ist. Kranke sollen deshalb unter ärztlicher Anleitung und Aufsicht fasten.

Gesunde Erstfaster fasten am besten in einer Gruppe unter fachkundiger Leitung. Fastenerfahrene können allein zu Hause bis zu drei Wochen fasten. Doch sollten sie dabei Streßsituationen (wie Auftritte in der Öffentlichkeit, Sitzungen, hektische Reisen, gehäufte Termine) meiden und sich viel Bewegung an frischer Luft gönnen.

Die eigene Erfahrung ist's, die zählt

Personen, die jemanden zum Fasten animieren möchten, weil sie davon überzeugt sind, daß Fasten bei vielen Beschwerden hilft, möchte ich folgende Geschichte über den großen Meister und Faster Mahatma Gandhi erzählen (der übrigens am selben Tag Geburtstag hat wie ich):

Eine Mutter brachte ihren Sohn zu Gandhi und sagte: »Bitte, Meister, sagt meinem Sohn, er solle aufhören, Zucker zu essen.«

Gandhi schaute dem Jungen tief in die Augen und antwortete der Mutter: »Bringe ihn mir in zwei Wochen wieder.«

»Aber Meister«, sagte sie, »wir sind einen weiten Weg hierher gekommen. Bitte schickt uns nicht fort. Bitte, sagt meinem Sohn, er soll aufhören, Zucker zu essen.«

Wieder schaute Gandhi dem Jungen tief in die Augen, aber wieder antwortete er: »Bringe mir deinen Sohn in zwei Wochen wieder.«

Zwei Wochen später kehrten Mutter und Sohn zurück. Wieder sagte die Mutter: »Bitte, Meister, sagt meinem Sohn, er solle aufhören, Zucker zu essen.«

Gandhi schaute dem Jungen tief in die Augen und sagte: »Höre auf, Zucker zu essen.«

Die Mutter antwortete: »Oh, ich danke Euch, Meister. Aber bitte sagt mir, warum Ihr uns fortgeschickt habt. Warum habt Ihr meinem Sohn nicht schon vor zwei Wochen gesagt, er solle aufhören, Zucker zu essen?«

Gandhi antwortete: »Vor zwei Wochen aß ich selbst noch Zucker.«

(Aus: Wayne Dosick: *Kinder brauchen Werte)*

Während der Zeit, da ich Fastenwanderungen leite, faste ich selbst zwar nicht. Doch faste ich jedes Jahr mindestens einmal eine Woche lang allein oder in einer Gruppe.

Bevor ich die erste Fastengruppe leitete, hatte ich bereits mehrere Jahre eigene Fastenerfahrung gesammelt und Lehrgänge und praktische Ausbildung in Kliniken genossen. In den ersten Jahren erging es mir während meiner Fastenwochen oft schlecht – bis ich die gesundheitlichen Probleme aus meinem »früheren Leben« überwunden hatte. Dabei habe ich so ziemlich alle möglichen Fastenkrisen durchlebt, mit dem Vorteil, daß ich aus dieser Erfahrung heraus Verständnis für die Krisen »meiner« Fastenwanderer gewonnen habe und ihnen besser darüber hinweg helfen kann.

Ich bin fest davon überzeugt: Je mehr Reaktionen während des Fastens auftreten (Kopfweh, niedriger Blutdruck, Kältegefühl, Schmerzen von alten Operationsnarben, Gliederschmerzen, Erbrechen, Durchfall, Alpträume oder Depressionen), desto notwendiger ist das Fasten. Diese Reaktionen können zwischen dem zweiten und vierten Tag auftreten und sich in Intervallen von sieben Tagen wiederholen, bis der Köper die Schlacken und kranken Zellen ausgeschieden oder bis die Seele sich von alten Verletzungen erholt hat. Dieses Risiko geht jeder ein, der sich zum Fasten entschließt. Jetzt wird Ihnen sicher auch klar, wieso ich als Leiterin nicht mitfaste. Ich bin mir meiner großen Verantwortung den TeilnehmerInnen gegenüber bewußt und möchte nicht, daß die Leute, die sich mir anvertrauen, unter meinen körperlichen oder seelischen Schwankungen leiden müssen. Ich möchte während der Fastenwoche voll und ganz und in bester Verfassung meinen Leuten zur Verfügung stehen. Denn sie schenken mir ihr Vertrauen und bezahlen meinen Einsatz auch mit ihrem Geld.

Alte Schriften weisen auch darauf, daß man während des Fastens weder Leute antreiben noch Geld eintreiben soll. Auch wenn ich während einer Fastenwoche die Leute nicht »antreibe«, sondern begleite und motiviere und für die Organisation verantwortlich bin, halte ich mich an diese Regel. Sie trifft den Kern der Sache: Fasten heißt eben in erster Linie loslassen.

Fasten heißt: freiwillig verzichten

Wenn Sie nur fasten, um abzunehmen, wird wie bei allen Diäten der bekannte Jo-Jo-Effekt auftreten (Abnehmen, Zunehmen, Abnehmen ...). Dieses unendliche, überaus frustrierende Jo-Jo-Spiel ist die Folge davon, daß wir unseren Körper mit Verboten und Aufforderungen zum Verzicht traktieren. Das Fasten bringt dann etwa dieselben Nachteile mit sich wie eine Diät. Wenn wir mit unseren Kilos kämpfen, haben wir nicht die Zeit, mit uns selbst liebevoll und würdig umzugehen.

Viele Menschen haben für ihre Gesundheit und Schönheit schon die erstaunlichsten Willensanstrengungen unternommen. Eine Frau erzählte: »In den letzten 20 Jahren habe ich fast jede Diät mitgemacht und dabei alles in allem über 200 Kilo ab- und leider auch wieder zugenommen. Und doch habe ich mein ersehntes Ziel nie erreicht.« Eine andere Teilnehmerin von sehr guter Erscheinung berichtete: »Niemand weiß, daß ich Gewichtsprobleme habe, denn ich kann meine schlanke Linie immer bewahren. Was mich dies aber an Selbstüberwindung, Energie, Kalorienzählen, Verzicht auf Essensgenuß gekostet hat, das weiß nur ich.«

Je höher der Aufwand an Willenskraft, desto schwerer läßt sich ein Ziel erreichen!

Der Vorsprung des Fastens gegenüber allen anderen Diäten besteht darin, daß wir für neue geistige Programme aufnahmefähiger werden. Denn all die Zeit und Energie, die wir bei Diäten zum Ausrechnen von Kalorien, zum Einkaufen, Abwägen und Ausprobieren verschwenden, können wir für unser seelisch-geistiges und körperliches Wohl (z.B. Bewegung an frischer Luft usw.) verwenden.

Fasten soll also nie als eine rein körperliche Übung verstanden werden und ebensowenig als Verzicht, den man zugunsten seines Körpers erbringen *muß*. Denn mit dieser Art von Verzicht verdienen wir uns üblicherweise eine Belohnung in Form von feinen Häppchen oder gar von unvernünftigen Riesenportionen sofort nach einer Diät oder einer falsch verstandenen Fastenzeit.

Fastende befreien sich mit dem *freiwilligen* Verzicht auf das Essen von Alltagszwängen. Fasten hat nichts mit Entbehrung zu tun. Fastende machen die stille und einsame, aber schöne und intensive Erfahrung, daß der Mensch nicht nur vom Brot allein lebt.

Fasten heißt nicht: Hunger leiden

Die beiden Feste

Korf und Palmström geben je ein Fest.

Dieser lädt die ganze Welt zu Gaste:
doch allein zum Zwecke, daß sie – faste!
einen Tag lang sich mit nichts belaste!
Und ein – Antihungernotfonds ist der Rest.

Korf hingegen wandert zu den Armen,
zu den Krüppeln und den leider Schlimmen
und versucht sie alle so zu stimmen,
daß sie einen Tag lang nicht ergrimmen,
daß in ihnen anhebt aufzuglimmen
ein jedweden »Feind« umfassendes – Erbarmen.

Beide lassen so die Menschen schenken
statt genießen, und sie meinen: freuen
könnten Wesen (die nun einmal – denken)
sich allein an solchen gänzlich neuen Festen.

(Aus: Christian Morgenstern: *Palmström*, 1910)

Auf einer Wanderung begegnete ich zwei jungen Frauen. Die beiden erzählten mir, daß sie in Südamerika als freiwillige Helferinnen im Einsatz gewesen seien. Dort hätten sie einen Versuch gemacht zu fasten, der jedoch scheiterte, weil es ihnen körperlich miserabel erging. Die geplanten Fastenwochen mußten abgebrochen werden. Ich als Fachfrau fürs Fasten stellte den beiden alle erdenklichen Fragen, um herauszufinden, wieso das Fasten mißlang. Meine Fragen drehten sich um die klassischen praktischen Fastenregeln: genügend Trinken, Darmentleerung, frische Luft und Bewegung usw. Die beiden hatten offenbar alles richtig gemacht. Zum Schluß wollte ich noch etwas über ihre Motivation zum Fasten wissen. Die beiden Krankenschwestern wollten aus Solidarität mit den Hungernden fasten. Aber Hungern und Fasten ist eben nicht dasselbe. Fasten beginnt im Kopf. Es soll freiwillig geschehen aus der Erkenntnis, daß wir nur uns selbst verändern können.

Gott gebe mir die Gelassenheit,
Dinge hinzunehmen, die ich nicht ändern kann,
und den Mut, Dinge zu verändern, die ich ändern kann,
und die Weisheit, das eine vom andern zu unterscheiden.

Wenn wir uns aufs Hungern mit anderen oder für andere einstellen, fühlen wir auch alle Symptome der Hungernden wie Kopfschmerzen und viele schlimme Formen von Übelkeit und Schwäche.

Zu dieser Erkenntnis kam ich über ein Interview mit dem Zweiten Generalsekretär einer bolivianischen Bauerngewerkschaft. Er ist überzeugt davon, daß der Hungerstreik das effektvollste Druckmittel der Bauern ist, um von der Regierung angehört zu werden. »Juandela« hat Erfahrung auf diesem Gebiet, denn er unterzog sich dem Hungern bei 16 Streiks. Er sprach von seinen Gefühlen und Gedanken während der langen Stunden, in denen er Coca kaute, ohne Nahrung zu sich zu nehmen, und über sein Leben nachdachte:

Was denken Sie, wenn Sie für den Hungerstreik ausgewählt werden?

Die Wahrheit ist, daß ich nicht will, daß sie mich wählen. Aber nachher sage ich mir, daß ich nichts anderes tue, als die Weisungen der Basis zu befolgen.

Und während des Hungerstreiks?

Zuerst ist alles ruhig, man fühlt sich sogar besser, weil in unseren Köpfen eine wichtige Mission schwebt. Und mit den Tagen wird der Geist stärker. Aber wenn man die ersten Kopfschmerzen spürt, Magenschmerzen, Schwindel, Krämpfe und wenn die Schwäche den Körper erfaßt und die Sicht neblig wird, dann beginnt man anders darüber zu denken.

Gab es Momente, wo Sie verzweifelten oder Verlangen hatten, den Hungerstreik aufzugeben?

Ja, oft. In der Nacht ist die Verzweiflung am größten. Während des Tages ist man ruhiger, weil die Freunde kommen und einen aufmuntern. (Die Aufmunterung der Freunde bringt auch die Hungersymptome zum Verschwinden.) Die einzigen, die uns sagen, daß es uns schlechtgeht, sind die Ärzte. Und der Moment kommt, da wir nur noch einen Wunsch haben, daß der Konflikt gelöst werde.

Hungerstreikende machen durch das Fasten ihr Leiden öffentlich und verstärken es, um auf diese Weise Druck auszuüben.

Als Gegenpol zu dem Interview mit dem Hungerstreikenden in Bolivien nun Ausschnitte aus Gesprächen mit Fastenden einer Kirchgemeinde in der Schweiz. Denn wo Hunger und Not das Fasten diktieren, walten andere Mechanismen. Das kann uns das freiwillige Fasten der Satten bewußtmachen.

Aus Gesprächen über das Fasten …

»Wir kommen uns näher, aber nicht nur über das Gespräch wie in einer Selbsterfahrungsgruppe. Das gemeinsam Erlebte verbindet uns – auch später noch.«

»Die ersten drei Tage sind bisweilen recht schwierig. Dann fühlt man sich leichter – es ist wie ein Eintauchen nach innen. Man ist hochsensibilisiert, spürt Dinge, die man sonst nicht wahrnimmt. Man wird langsamer, eilt nicht wie sonst in Gedanken ständig voraus, sondern genießt den Augenblick. Und mit dieser ›Dünnhäutigkeit‹ tritt auch das Religiöse an die Oberfläche.«

»Es treten Schwierigkeiten auf, denn mit dem Fasten geht nicht selten die im Grunde genommen willkommene Verschlimmerung von körperlichen Gebrechen einher. Vorher latent Vorhandenes, seien dies beispielsweise Hautprobleme oder Rückenschmerzen, bricht kurzzeitig durch und leitet dadurch einen Heilungsprozeß ein. Auch Überforderungen und Fehlverhalten im Alltag werden den Fastenden bewußter.«

»Fasten ist jedesmal anders. Manchmal fällt es mir schwerer, manchmal leichter. Aber wichtig ist, daß man sich einläßt auf die vielfältigen Erfahrungen und Schwierigkeiten und daß man sie nicht mit Traubenzucker oder Honig überspielt. Fasten – das bedeutet Zurücktreten aus dem Alltag. Erspüren des Wesentlichen und ein Freiwerden für das, was Gott mit uns will.«

… und das Fastenbrechen

»Jetzt, wo ich wieder essen darf, habe ich erstmals wirklich keinen Hunger mehr.«

»Nach der Fastenwoche hält das Hochgefühl an. Ich genieße die Mahlzeiten, esse weniger und bewußter und höre mehr auf meinen Körper. Wie lange dies anhalten wird, weiß ich nicht. Aber etwas weiß ich sicher. Ich werde wieder fasten, wenn mein Körper danach verlangt.«

Geburt und Tod,
Tag und Nacht,
Einatmen und Ausatmen,
Essen und Fasten –

ewiger Wechsel,
Wandel und Fluß.

Was nicht fließt, fault.
Was sich nicht wandelt, verdirbt.
Wer nur einatmet, erstickt.
Und wer nur leben will,
beendet sich selbst.

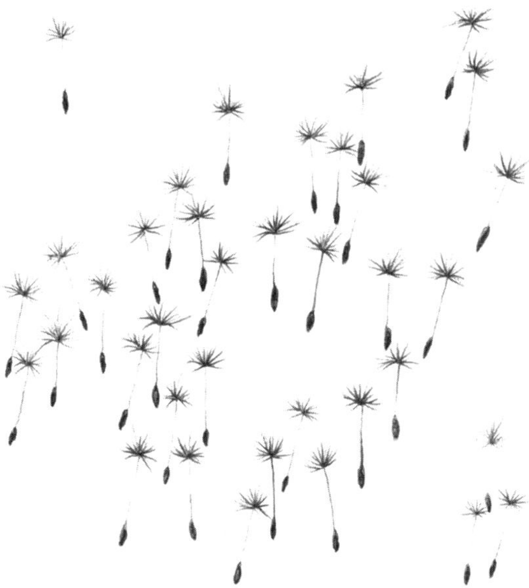

Die Fastenwanderbewegung

Die Fastenwanderbewegung in Europa haben wir in erster Linie dem Pionier Dr. Lennart Edren zu verdanken. Er hat 1996 am Fastenwanderkongreß in Hannover, den er mit 80 Jahren in voller Gesundheit besucht hat, zu uns gesprochen. Ich lasse nun diesen hohen Ehrengast zu Worte kommen:

»Jetzt will ich vom Fasten und dessen Bedeutung speziell für die Menschen von heute sprechen. Ich selbst habe in den letzten fast 50 Jahren als Vegetarier jedes Jahr mehrmals gefastet. Die Länge der Fastenperioden betrug meist etwa drei Wochen. Wenn man alle meine Fastenzeiten zusammenlegt, habe ich bis heute insgesamt fast sieben Jahre lang gefastet! Die meisten Ärzte von heute – mit wenigen Ausnahmen – empfehlen nicht zu fasten, sondern mindestens dreimal täglich zu essen. Sonst werde die Gesundheit geschädigt und man verliere den Rhythmus. Ich habe diesen Rat nicht befolgt, bin gegen den Strom geschwommen und bin heute der lebende Beweis dafür, daß man mit Fasten gut leben kann.

Nachdem meine Frau Solveig und ich einige Male gefastet hatten, wurden wir von einigen gesundheitlichen Problemen befreit und dadurch von der gesundheitsfördernden Wirkung des Fastens überzeugt. Ich hatte davon gehört, daß man in den Gesundheitssanatorien davon sprach, daß während des Fastens eine innere Reinigung vor sich geht. Frau Ebba Waerland, die Gattin des bekannten Gesundheitspioniers Are Waerland, berichtete, daß von allen ihren Gästen manche zehn Jahre lang konventionell erfolglos behandelt worden waren und dann ratlos entlassen wurden. Nachdem diese Patienten ein bis drei Wochen gefastet hatten und danach vegetarische Kost bekamen, verschwanden viele ihrer Krankheiten. Alle diese Heilungen wurden dem schwedischen Gesundheitsminister per Brief mitgeteilt, und Frau Waerland glaubte, daß diese Heilungsberichte unsere höchste Gesundheitsbehörde interessieren würden. Sie erhielt niemals eine Antwort. Alle Schreiben wurden in den Papierkorb geworfen.

Diese Episode feuerte mich an, und ich begriff, daß einzelne Fallberichte keinen Beweiswert haben, sondern daß man konventionell mit mindestens einer Gruppe von zehn Personen arbeiten muß, die auf die gleiche Weise behandelt werden, damit das Experiment wissenschaftlichen Beweiswert hat. Ich führte Gruppenuntersuchungen durch, die erstens deutlich zeigten, daß Fasten ein Weg zu besserer Gesundheit ist. Denn es gab nämlich damals keine klaren wissenschaftlichen Beweise dafür. Zweitens wollte ich feststellen, was im menschlichen Körper beim Fasten vor sich geht. Auch das hatte niemand bis anhin untersucht. Zum dritten wollte ich auch feststellen, daß das Fasten – ausgenommen bei einigen speziellen Krankheiten – nicht gefährlich ist.

Täglich 50 km zu Fuß – allein

Bevor ich jedoch ein solches Experiment mit anderen Menschen wagen wollte, ging ich 1953 alleine auf einen Fastenmarsch und trank damals nur Wasser. Ich machte täglich 50 Kilometer zu Fuß. Es handelte sich somit nicht nur um ein normales Fasten. Ich hatte das Fasten mit reichlich Bewegung kombiniert, weil ich überzeugt war, daß Fasten mit viel Bewegung den Reinigungseffekt verstärken würde.

Daraufhin wollte ich mit einem Gruppenexperiment beweisen, daß das Unmögliche möglich war, und gleichzeitig alle negativen Aussagen über das Fasten entkräften. Ich plante einen Fastenmarsch von 500 Kilometern von Göteborg nach Stockholm in zehn Tagen, also 50 Kilometer täglich. Wir sollten nur Wasser zu uns nehmen, und der Marsch mußte von der Presse beobachtet und kontrolliert werden. Das war natürlich ein Risiko, falls der Marsch mißglücken sollte. Aber ich war fest davon überzeugt, daß er erfolgreich verlaufen würde. Ich hatte das Gefühl, daß ich für diese Aufgabe auserwählt worden war, und das spornte mich an.

Das wissenschaftliche Experiment

Ich wollte, wie gesagt, ein kontrolliertes wissenschaftliches Experiment durchführen, und deshalb wandte ich mich an eine weltberühmte schwedische physiologische Institution. Ihr Chef, Prof. P. O. Astrand, hörte sich meine Pläne an, zeigte aber deutlich, daß er mich für nicht ganz normal hielt. Er setzte mich vor die Tür und sagte nur, daß wir niemals bis Stockholm kommen würden. Wir würden Krämpfe bekommen und bewußtlos auf der Strecke bleiben. Goodbye!

Nach noch ein paar mißlungenen Versuchen, diese physiologischen Tests durchzuführen, war ich nahe daran, meine Pläne aufzugeben. Für mich war wichtig, daß wir Blutproben und Tests von unserem Gesundheitszustand machen konnten. Schließlich half mir mein Vater, der Arzt war, und schickte uns zu einem Krankenhaus, wo die erforderlichen Testmöglichkeiten vorhanden waren.

Der erste große Erfolg

So startete schließlich der erste große Fastenmarsch von Göteborg im August 1954. Dank der guten Überwachung des Fastenmarsches durch die gesamte schwedische Presse wurde der Marsch nicht nur für uns Teilnehmer, sondern für ganz Schweden ein großes Abenteuer, das mit größtem Erfolg zehn Tage später in Stockholm endete.

Darauf erwachte Professor Astrand und bot uns an, daß seine Institution beim nächsten Fastenmarsch alle erforderlichen Tests machen werde, um zu sehen, wie das Unmögliche möglich war.

Ich hatte geplant, nach diesem ersten Fastenmarsch einen zweiten durchzuführen und dann außer Wasser auch etwas Gemüse- und Fruchtsäfte einzunehmen sowie extra Mineralien, Vitamine und ein Glas Gemüsebouillon; alles, was auch in den Gesundheitsheimen angeboten wurde.

Dieser zweite Fastenmarsch fand erst 1964 statt, da ich durch meine Lehrtätigkeit an der zahnärztlichen Hochschule von Stockholm und durch einen mehrjährigen Aufenthalt in Australien daran verhindert war, ihn früher durchzuführen.

Bei diesem zweiten Marsch machten Prof. Astrand und seine Mitarbeiter eine Menge von physiologischen Tests. Es war mir versprochen worden, daß ich nach dem Marsch eine Zusammenstellung der Resultate erhalten würde. Es stellte sich heraus, daß die Resultate außerordentlich positiv waren. Aber offenbar waren die Resultate so sensationell, daß die Forscher beschlossen, alles zu verheimlichen.

Fast am Ziel

Die Art und Weise, wie mit mir und den Testresultaten umgegangen wurde, war ein qualifizierter Vertrauensbruch. Die Resultate sollten offenbar nicht an die Allgemeinheit gelangen. Es hätte ja sein können, daß sich die Menschen ohne Hilfe der Ärzte gesund erhalten könnten, und dieses Risiko wollte man nicht eingehen. In Schweden sind unsere Gesundheitsbehörden in dieser Richtung besonders tüchtig. Es ist ihnen offenbar wichtiger, daß die Arzneimittelhersteller viel Geld verdienen. Die schwedische Gesellschaft ist darauf eingestellt, große und erfolgreiche Industrien zu unterstützen. Man wollte wichtigen Personen nicht auf die Zehen treten, und so hat jemand die Hand auf das ganze Untersuchungsmaterial gelegt.

Ich war natürlich niedergeschlagen, so kurz vor dem Ziel!

Doch ich bekam Hilfe von Dr. Karl-Otto Aly, dem Chefarzt unseres größten Gesundheitszentrums, Tallmogarden. Es war wichtig für mich, in unserer Schar einen Arzt zu haben, der offen vor seine Kollegen und die Allgemeinheit trat. Dr. Aly war Teilnehmer des zweiten Fastenmarsches und ist mit dem bekannten Fastenpionier Dr. Otto Buchinger in Bad Pyrmont verwandt. (Dr. Buchinger hat uns entscheidend bei der Auswertung der Fastenmarschresultate geholfen.)

Meine Rettung war, daß sich zwei freischaffende Forscher, Prof. Lars Carlsson und Dozent Sven Fröberg, für unseren Fastenmarsch 1964 interessierten. Wir waren einige Teilnehmer mehr als 1954, nämlich zwanzig Personen. Beim ersten Marsch waren wir alle Vegetarier, beim zweiten Marsch waren auch Mischköstler dabei.

Prof. Carlsson und Dozent Fröberg nahmen viele Blutproben und machten Analysen. Sie waren sensationell positiv und eindeutig. Zum Beispiel gingen die Blutzuckerwerte langsam herunter, doch niemals bis an die Komagrenze, wie der Experte Prof. Astrand befürchtet hatte. Seine Voraussagen stimmten nicht, und das muß für ihn als berühmten Experten peinlich gewesen sein. Die Studie von Carlsson und Fröber über den Blutzucker zeigte auch, daß dieser wieder anstieg und am zehnten und elften Tag, am Ziel, sogar wieder über dem Ausgangswert angelangt war.

Auch die Resultate der Cholesterinmessungen waren äußerst bemerkenswert. Hohe Cholesterinwerte sind, wie bekannt, sehr schädlich. Es existiert sowohl »gutes« wie »böses« Cholesterin. Das böse Cholesterin verursacht Ablagerungen in den Blutgefäßen, und das kann zu hohem Blutdruck führen, was das Infarktrisiko erhöht. Der Herzinfarkt zählt zu den häufigsten Todesursachen. Die Untersuchungen zeigten, daß die Totalcholesterinwerte heruntergingen und daß es vor allem das böse Low-Density-Level-Cholesterin war, das herunterging. Ist das nicht phantastisch? Ein sehr starker Beweis, daß das Fasten gesund ist. Viele glauben, daß *ein* Fasten mit viel Bewegung ausreicht. Nein, meiner Meinung nach muß das Fasten jährlich wiederholt werden, und der moderne Mensch braucht diese Heilmethode ganz besonders. Damit bin ich wieder da angelangt, wo ich begonnen habe.

Unsere Vorväter kannten und verstanden die Bedeutung des Fastens. Und gerade in der heutigen Zeit mit allen Umweltbelastungen und falscher Ernährung ist das Fasten noch wichtiger als in alten Zeiten.

Ich möchte übrigens auch noch erwähnen, daß die Arbeiten von Carlsson und Fröberg nicht in Schweden publiziert wurden, sondern in der angesehenen amerikanischen Zeitschrift »Metabolism«.

Die Fasten-Wander-Idee zieht Kreise

Nur die Kreise, die sich öffnen und
bewegen, werden wachsen zu Spiralen.
ERNST BONDA

Meine Zusammenarbeit mit Christoph Michl, dem echten Vorkämpfer, der seit vielen Jahren mit großem Einsatz und Ausdauer Hunderte von Fastenmärschen in Deutschland und anderen Ländern arrangiert hat, fing 1985 an, als er mich kontaktierte mit der Frage, ob ich bei einem Fastenmarsch von Hannover nach Nürnberg mitarbeiten würde. Meine Frau Solveig und ich fuhren mit dem Auto nach Hannover, ich nahm an dem Fastenmarsch aktiv teil, und meine Frau assistierte uns mit dem Wagen und leistete dabei eine große und wichtige Arbeit.

1987 reisten meine Frau und ich über den Atlantischen Ozean und veranstalteten einen Fastenmarsch in Arizona. In dieser Gruppe nahmen sowohl Schweden als auch Amerikaner teil. Im Januar dieses Jahres wurde ich gebeten, nach Thailand zu kommen, um dort einen Fastenmarsch zu leiten. Die USA und Thailand waren die ersten Länder im Westen beziehungsweise Osten, die einen Fastenmarsch arrangierten.

Ich möchte noch von einem Moslem berichten, der in Thailand an unserem Fastenmarsch teilnahm. Der moslemische Fastenmonat Ramadan fiel gerade in die Zeit unseres Fastenmarsches. Wie Sie wissen, dürfen die Moslems dann am Tage weder essen noch trinken. Als wir tagsüber marschierten, konnte oder durfte unser Moslem auf keinen Fall trinken. Für ihn wurde der Marsch außerordentlich mühsam und sicher auch gefährlich. Plötzlich nahm er Wasser aus unserem Vorrat, und ich glaubte, er würde es trinken. Aber er gurgelte nur und spuckte dann das Wasser aus. Ich fragte ihn, warum er so reinlehrig sei und nicht eine kleine Ausnahme mache. Er antwortete mir, daß ein echter Moslem noch nicht einmal seinen eigenen Speichel tagsüber schlucken dürfe.

Zum Abschluß darf ich noch berichten, daß ich dieses Jahr neben dem gerade erwähnten Fastenmarsch in Thailand an einem Fastenmarsch in Schweden teilgenommen habe. Außerdem habe ich vor dieser Reise nach Hannover nochmals vierzehn Tage gefastet. Das macht insgesamt vierzig Tage in einem Jahr (und das in meinem Alter von achtzig Jahren!).

Wie es funktioniert!

Und schließlich noch ein paar Worte darüber, wie ich mir die Wirkung des Fastens erkläre und warum das Fasten den Körper und alle seine Organe wieder in einen guten Zustand versetzen kann.

Wenn wir mehrmals täglich essen, wird die Nahrung über den

Darm und das Blut an alle Zellen transportiert. Jede Zelle muß die Nahrung durch die Zellwand einnehmen und ihre Bedürfnisse damit decken. Aber mit dem Nährstoff kommen auch Schlacken in die Zellen, und die Zellen versuchen, sich von diesen unbrauchbaren Schlacken zu befreien. Das geschieht dadurch, daß ein Säftestrom durch die Zellwand in entgegengesetzter Richtung fließt. Dieser Abfall wird auf fünf Wegen aus dem Körper transportiert: mit dem Stuhl, mit der Galle, mit dem Urin, mit dem Schweiß und mit der Atemluft. Da wir heutzutage zu oft und zu viel essen (und außerdem oft Schädliches) und uns viel zu wenig bewegen, schaffen es unsere Zellen nicht, sich von allen Abfällen zu befreien. Und das stört den Stoffwechsel mit dem Resultat, daß die Zellen und die Organe krank werden und wir uns nicht mehr wohl fühlen. Wenn wir in dieser Situation plötzlich fasten, kommen kaum Nährstoffe in die Zellen. Diese bekommen damit eine Chance, sich zu erholen und von den Abfällen zu befreien. Die Funktion und der Stoffwechsel unserer Zellen sind prinzipiell die gleichen wie die der Amöben. Amöben sind Einzeller. Sie haben optimale Voraussetzungen, einfach Nahrung zu sich zu nehmen und sich von ihren Abfällen zu befreien, da sie überall von Wasser umgeben sind. Man ist der Meinung, daß die Amöbe deswegen grundsätzlich ewig leben kann, wenn sie nicht vorher von einem Meerestier verzehrt wird. Unsere eigenen Körperzellen haben dagegen keine Chancen auf ein ewiges Leben, weil sie in verschiedenen Organen organisiert sind und die Reinigung von Abfällen nicht optimal geschehen kann. Das Fasten gibt uns eine Chance für bessere Entgiftung und auf ein längeres und gesünderes Leben!«

Eine ausgereifte Mischung

Drei Philosophien unter einem Hut

Ist Fastenwandern einfach Fasten plus Wandern? Eine komplexe Frage, denn die Antwort lautet ja und nein. Einerseits ist Fasten und Wandern das Einfachste, was man sich denken kann, doch wenn das gedankliche Gerüst dahinter fehlt, ist es schier unmöglich.

Ich habe im Laufe meines Lebens drei Leitfäden, die ich von drei großen Persönlichkeiten entgegennehmen durfte, zu einem Leitseil zusammengeflochten. Die drei Persönlichkeiten sind Dr. med. Max Bircher-Benner, Dr. F. X. Mayr und der kürzlich verstorbene Dr. h. c. Alfred Vogel. Mit ihnen verbinden sich drei Philosophien, die mein Leben und das Fastenwandern begleiten.

Von Max Bircher-Benner durfte ich das geistige Geschenk der neun Grundsätze der Ordnungstherapie entgegennehmen, von Franz Xaver Mayr die Erkenntnis, daß der Darm die Wurzel der Pflanze Mensch ist, und von Alfred Vogel, daß der Weg der Heilung in die Natur führt.

Bircher-Benner und F. X. Mayr haben in derselben Zeitepoche gelebt: Mayr von 1875 bis 1965 und Bircher-Benner von 1867 bis 1939. Beide waren Ärzte und haben sich demzufolge in erster Linie mit dem kranken Menschen befaßt. Die Gesundheitsvorsorge stand an zweiter Stelle.

Alfred Vogel: Liebe zur Natur

Vogel (1902–1992) hat sich aus einem inneren Drang der Naturheilkunde zugewandt; sein Gedankengut ist in jeder Hinsicht geprägt von der Liebe zur Natur und zum Mitmenschen.

Ein Leben in möglichst weitgehendem Einklang mit dem Schöpfer und der Natur und im Wissen um ihre Kräfte ist mit wahrer Lebensqualität gleichzusetzen. Es ist eine dankbare Aufgabe, den Menschen Möglichkeiten zu bieten, das Harmoniestreben der Natur auch zu ihrem persönlichen Lebensziel zu machen.

Der Mensch muß sich bewußt und aus freiem Willen dafür entscheiden, sich natürlich und ausgewogen zu ernähren sowie auf die Signale des Körpers zu achten. Gesundheit wie Krankheit betreffen in der Regel nicht isoliert einzelne Organe, sondern hängen sehr stark zusammen mit Lebenseinstellung, Lebensumständen und Lebensführung.

Das Wissen um die Zusammenhänge zwischen Ernährung und Gesundheit bzw. Krankheit erleichtert uns Menschen die dringend notwendige Einsicht, daß nicht in erster Linie die Gesundheitsinstitutionen die Verantwortung für unser Wohlergehen tragen, sondern wir selbst. Der Mensch soll lernen, selbst für seine Gesundheit zu sorgen. Ungleichgewicht und Disharmonie – in welchen Lebensbereichen auch immer – verursachen Krankheit und Not:

»Wähle eine vorwiegend vegetarische, naturbelassene und basenüberschüssige Vollwertkost mit einem hohen Rohkostanteil, und du wirst schon einen Großteil geleistet haben zu einer langfristig robusten Gesundheit und Ausgeglichenheit. Versuche, so wie es uns die Natur vorführt, den Ausgleich zu finden, zwischen Anspannung und Entspannung, zwischen Aktivität und Ruhe, zwischen geistiger und körperlicher Tätigkeit.«

Den natürlichen Prinzipien nachzuleben ist mehr als eine Technik. Es erfordert eine innere Haltung, die geprägt ist von tiefgehendem Verständnis sowie Achtung und Mitgefühl für unsere Natur. Wenn wir der Gewalt am Menschen, an der Umwelt oder am Tier etwas entgegensetzen wollen, dann müssen wir das Leben als etwas Heiliges achten lernen.

Das Tier als Teil der Schöpfung für Tierversuche leiden zu lassen ist grausam und mit einer natürlichen Gesinnung nicht vereinbar.

»Es ist nie zu spät, die Natur in ihrem Heilstreben zu unterstützen, denn das Gesetz der Natur gebietet, Leben zu erhalten.«

Viele Menschen haben nach jahrelanger Krankheit dank rigoroser Umkehr in ihrer Lebensweise und der Hilfe natürlicher Heilmittel zur Gesundheit zurückgefunden. Es ist das Wesen der natürlich-ganzheitlichen Medizin, nicht nur die Krankheitssymptome zu bekämpfen, sondern den Ursachen auf den Grund zu gehen.

Das Ganzheitsprinzip nach A. Vogel lehrt uns schließlich, daß jede Pflanze etwas Fertiges, in sich Abgeschlossenes darstellt. Alle der Pflanze innewohnenden Wirk- und Begleitstoffe haben ihre Bedeutung. Sie ergänzen sich gegenseitig und wirken als Gesamtheit. Es ist wichtig, gesunde Samen in gesunden Böden ohne Verwendung von Pestiziden wachsen zu lassen sowie die Pflanze schonend und ohne Einsatz von giftigen oder umweltfeindlichen Hilfsstoffen zu verarbeiten.

Lasse Dich bei all Deinem Streben von Liebe leiten.
Sie ist die größte Kraft im Universum.

ALFRED VOGEL

Haltet ihr Sterblichen ein, den Leib mit verruchtem
Geschmaus euch zu besudeln!
Ihr habt ja Getreide und Obst an den Zweigen,
Niedergebeugt von der Last, und die saftigen Trauben
am Weinstock.
Habt wohlschmeckende Kräuter …
Nicht mit Mord und blutiger Hand bereitet die
Mahlzeit!

Bestien stillen den Hunger mit Fleisch!
Oh, welch' sündhafte Tat, Leiber im Leib zu begraben,
Fett sein, gefräßiges Fleisch mit Massen von Fleische zu mästen,
Und ein Lebendes selbst, von andern Lebend'gen zu leben ...
Undankbarer, du bist nicht wert der Gaben der Ernte.
Der du den Ackergenossen befreist von der Bürde des Pfluges,
Um ihn zu schlachten ...
Wer mit dem Messer des Rindes Gurgel
Trennt und beim Brüllen der Angst taub bleibt und gefühllos;
Wer kaltblütig und ganz wie Kinder schreiende Böcklein
Abzuschlachten vermag und wer den Vogel verspeiset,
Dem er selber das Futter gereicht; wie weit ist ein solcher
Noch vom Verbrechen entfernt? ...
Möge das Schaf uns die Wolle verleih'n, um nicht zu schaudern im Nordwind;
Es reiche willig die Ziege das Euter der Hand zum Melken;
Laßt arbeiten den Stier, doch dabei laßt es bewenden;
Den Tod geb' ihnen das Alter! Tötet das schädliche Tier,
Doch rühret sein Fleisch nicht an, nährt euch von milderer Speise.

(Aus der Rede des Pythagoras in Ovids *Metamorphosen,* fünfzehntes Buch)

Die vielfach eigenbrötlerischen, zum Teil sogar neurasthenischen Vegetarierpropheten, die die Esserei zu einer Religion machen, können im Leben viel unangenehmer sein als die Fleischesser, weshalb ich mit dem Gesagten nicht behaupten möchte, die reine Pflanzenkost mache den Menschen zu einem Engel.

Alfred Vogel

Die neun Grundsätze Bircher-Benners

Die neun Grundsätze der Ordnungstherapie von Bircher-Benner sind heute noch so gültig wie vor einem Jahrhundert. Schade ist nur, daß in unserer Erinnerung fast nur das Birchermüsli hängengeblieben ist. Bircher-Benner hätte uns weit mehr zu bieten als nur dieses gesunde und wohlschmeckende Gericht, das fast um die ganze Welt gereist ist. Die neun Grundsätze umfassen nämlich nicht nur die Ernährung, sondern auch geistige und seelische Programme. Bircher-Benner hat den Menschen in seiner Ganzheit von Körper, Geist und Seele wahrgenommen und behandelt – ein wahrhafter Pionier seiner Zeit. Seine Grundsätze beginnen beim Körper und enden bei der Seele. Sie postulieren:

1. Die Heilwirkung der pflanzlichen Rohnahrung

2. Die Wichtigkeit einer in der Zusammensetzung ausgeglichenen vollwertigen und mehrheitlich vegetarischen Ernährung

3. Die Notwendigkeit einer sparsamen und den natürlichen Bedarf deckenden Nahrungszufuhr

4. Die Wichtigkeit des Kauens (30mal) für die Nahrungsverarbeitung

5. Der günstigen Effekt von auf die Haut einwirkenden Heilreizen wie Licht, Luft, Wasser

6. Die wichtige Rolle der Atmung

7. Die gesundheitsfördernde Wirkung der Körperbewegung

8. Die Notwendigkeit eines natürlichen Lebensrhythmus

9. Die entscheidende Bedeutung des Seelenlebens für die Gesundheit

Diese wertvollen Grundsätze in sein Leben zu integrieren wäre wohl ein Garant für Gesundheit. Doch leider beginnen wir erst dann ernsthaft damit, solche Ordnungen einzuhalten, wenn wir bereits krank sind. Denn wir haben kaum gelernt, auf die Signale einer Störung in unserem Körper zu hören. Ablenkungen und Schmerzmittel verhindern ein rechtzeitiges Eingreifen, bevor eine Krankheit auftritt.

Zwischen dem Beginn der Unordnung und dem Auftreten der spürbaren Folgen liegt das oft Jahrzehnte dauernde Zwischenreich der vermeintlichen Gesundheit.

Die drei Säulen des Fastens nach Dr. F. X. Mayr

Unser Fastenwandern wird getragen von den drei Säulen, die von Dr. F. X. Mayr aufgestellt wurden:

die Schonung
die Säuberung
die Schulung

Die Schonung: Geschont werden soll beim Fastenwandern lediglich der Darm. Er soll sich erholen und regenerieren, während ihm keine festen Stoffe zugeführt werden. Die übrige Körpermuskulatur fordern und fördern wir hingegen schonungslos durch das Wandern und Schwimmen. Wandern und Schwimmen sind die idealen Bewegungsmöglichkeiten, sofern wir sie nicht im Wettbewerb ausüben. Es geht beim Wandern nicht darum, irgendein Ziel, einen Gipfel zu erreichen, sondern darum, daß wir uns in der freien Natur aufhalten, frische Luft einatmen, daß wir durch das rhythmische Gehen in einen meditativen Zustand kommen, daß wir uns freuen an der Natur und aus ihr neue Kraft schöpfen. Auch beim Schwimmen sind der Rhythmus und das Atmen wichtig. Sobald wir uns durch irgendwelche Umstände hetzen lassen, stehen wir unter Streß, der sich beim Fasten doppelt ungünstig auswirkt.

Oft werde ich angefragt, ob wir an die Fastenwanderung nicht noch eine Radtour anhängen könnten. Ich habe damit schlechte Erfahrungen gemacht. In unseren dichtbesiedelten Landschaften kommen wir immer wieder in den Verkehr, und dann sind Streßsituationen fast nicht zu vermeiden. Dasselbe gilt fürs Skifahren. Am Skilift Schlange zu stehen und auf der Piste zu überholen, paßt einfach nicht zum Fasten.

Die Säuberung: Entgiftung, Entsäuerung und Entschlackung erreichen wir mit vielfältigen wirkungsvollen Anwendungen:

- Einnahme von Glaubersalz
- Einläufen
- Wickeln
- viel Bewegung
- Atmen in sauerstoffreicher Luft
- Schwitzen
- Sauna
- Schwimmen
- viel Trinken
- Massagen
- Schröpfen
- Dr.-Kuhne-Reibe-Sitzbädern
- Trocken-Bürsten
- Einseifen und Duschen

Jede verbesserte Ausscheidung ist ein Weg,
die Gesundheit herbeizuführen.

PARACELSUS

Die Schulung des Eßverhaltens wird trainiert durch eine rohkostreiche Ernährung, die vitalstoffreich ist und gut gekaut werden muß (jeder Bissen 30mal). Das »Gala-Diner« aus frischem, rohem Gemüse und rein vegetarischen Saucen am Ende der Fastenzeit motiviert zu neuem Eßverhalten und bildet den Einstieg zu besseren Gewohnheiten. In geselliger Runde wird auch der gesellschaftliche Aspekt des Essens vermehrt gepflegt.

Dankbarkeit und Ehrfurcht gegenüber der Schöpfung begleiten uns beim Einkaufen, beim Zubereiten der Nahrung und beim Essen. Wir wollen aber nicht rein egoistisch bloß an die Bedürfnisse unseres Körpers denken und uns von diesen den Menüzettel vorschreiben lassen. Unser Eßverhalten hat weltweite Auswirkungen und bestimmt die ökologische und wirtschaftliche Entwicklung.

Die ganzheitliche Betrachtungsweise der Ernährung gibt in einer bunt gemischten Gruppe viel Gesprächsstoff und viele Anstöße, die eigenen Ernährungsgewohnheiten zu überdenken und zu verändern.

Ernährungs- und Nahrungsmittellehre sind Diskussionsthemen für die Abendstunden. Ziel eines verantwortungsvollen Eßverhaltens sind *Natürlichkeit und Einfachheit.* Wir tragen die Verantwortung gegenüber

– der natürlichen Umwelt. Mein Beitrag:

– dem sozialen Umfeld. Mein Beitrag:

– unseren eigenen Bedürfnissen in bezug auf Gesundheit und Geschmack. Mein Beitrag:

Folgende Schritte kann ich sofort realisieren:

Die Bedürfnispyramide auf die Spitze stellen

Der amerikanische Psychologe Abraham A. Maslow hat die Bedürfnisse des Menschen in fünf Stufen in hierarchischer Folge unterteilt:

- die physiologischen Bedürfnisse,
- die Sicherheitsbedürfnisse,
- die sozialen Bedürfnisse,
- die Geltungsbedürfnisse und
- die Selbstverwirklichungsbedürfnisse.

Die physiologischen Bedürfnisse beziehen sich auf die Körperfunktionen; ihre Erfüllung stellt eine Voraussetzung für das rein körperliche Überleben dar. Beispiele sind Hunger, Durst, Bedürfnis nach Wärme usw.

Diese hierarchische Darstellung der Bedürfnisse findet ihre Entsprechung in der Hierarchie der Motivationen:

- Das Verhalten wird von den *unbefriedigten* Bedürfnissen bestimmt, die befriedigten Bedürfnisse dagegen spielen als Verhaltensverursacher eine untergeordnete Rolle.
- Es ist immer dasjenige Bedürfnis am stärksten wirksam, das unmittelbar auf das letzte, gerade noch befriedigte Bedürfnis folgt.

Allerdings weiß man in neuerer Zeit, daß die Reihenfolge, in der die Bedürfnisse befriedigt werden, nicht bei allen Menschen dieselbe ist. So kann z.B. für ein bestimmtes Individuum, dessen Existenz sehr gut abgesichert ist, die Befriedigung von Geltungsbedürfnissen dringlicher sein als die Befriedigung von sozialen Bedürfnissen.

Wer sich fürs Fasten entscheidet, stellt die Maslow-Pyramide auf die Spitze. Er wird zweit-, dritt-, viert- oder fünftrangige Bedürfnisse, wie zum Beispiel das Bedürfnis nach Selbstverwirklichung, an die erste Stelle setzen.

Die Maslowsche Bedürfnispyramide bestätigt eine alte Weisheit: Belaste den Menschen mit »höheren« Problemen nach Möglichkeit erst, wenn er satt ist! Essen und Trinken halten Leib und Seele zusammen. Nicht umsonst gehen wirtschaftlichen und politischen Entscheiden Geschäftsessen und Bankette voran.

Werden Bedürfnisse des Menschen nicht befriedigt, ist mit Frustrationen zu rechnen, die sich in fünf Bewältigungsformen und Reaktionsmöglichkeiten zeigen:

Aggression, Regression, Fixation, Flucht und Ersatzziele.

Die *Aggression* ist wohl die bekannteste Form von Frustration, weil sie auch recht spektakulär ist. In den Slums, wo ganz offensichtlich die elementarsten menschlichen Bedürfnisse nicht erfüllt werden, ist Aggression an der Tagesordnung. Natürlich können

Aggressionen auch beim Fasten auftreten. Flucht bedeutet in unserem Zusammenhang Abbruch des Fastens.

Für Fastende ist es unerläßlich, sich über die Motivation im klaren zu sein, aus welcher der Entschluß gefaßt wurde, für eine bestimmte Zeit auf das Essen zu verzichten.

Zwingt man sich oder läßt sich zwingen, wird der Verzicht spätestens nach dem Fasten in Heißhunger ausarten, oder es kommt bereits während des Fastens zu den oben genannten Formen von Frustration. Mit dem freiwilligen Entscheid zum Fasten geht man bewußt das Risiko dieser Frustrationen ein, strebt aber gleichzeitig nach einer höheren Entwicklungsstufe, die es einem erleichtert, die Frustration auf sich zu nehmen und mit ihr richtig umzugehen.

Vor dem Fasten

Körperliche Vorbereitung

Sie haben sich entschlossen, an einer Fastenwanderung teilzunehmen. Der Einstieg ins Fasten gelingt Ihnen am besten, wenn Sie sich schon ein bis zwei Wochen vorher gut darauf vorbereiten. Zur körperlichen Umstellung auf das Fasten gehört, daß Sie

- weniger Kaffee trinken. Dies ist am einfachsten, wenn Sie zu jeder Tasse Kaffee ein Bierglas voll Wasser trinken. Sie erhöhen damit die gesamte Trinkmenge und bauen gleichzeitig die Kaffeemenge ab
- weniger tierisches Eiweiß und dafür mehr Rohkost zu sich nehmen
- möglichst auf Alkohol verzichten
- stark gewürzte und sehr süße Speisen meiden
- sich viel Bewegung an frischer Luft gönnen
- für genügend Vormitternachtsschlaf sorgen.

Die bewährteste Form der entschlackenden Ernährung und der Darmreinigung ist die Rohkost, auch Frischkost genannt. Wir halten uns mit unseren Empfehlungen an Dr. Max Bircher-Benner. Von ihm kennen Sie sicher schon lange das Birchermüsli. Das Originalrezept ist immer noch ein Hit und schmeckt jeden Tag besser. Der Apfel ist der feste Bestandteil aller Müsli. Je nach Saison können Sie ihn mit einer anderen Frucht ergänzen, aber nur mit einer einzigen (ein Birchermüsli ist kein Fruchtsalat!).

Birchermüsli

Sicher ißt auch Ihre Familie gerne mit; deshalb die Mengenangabe für 4 Personen:

50 g Hafer und 50 g Weizen frisch zu Flocken zerquetscht
4 dl Joghurt nature
2 Eßlöffel Birnell (Birnendicksaft)
2 Teelöffel Zitronensaft
2 Äpfel mit Schale, aus biologischem Anbau
3 Stück einer Saisonfrucht
2 Eßlöffel Haselnüsse

Die Flocken werden zwei Stunden in der Joghurtsauce eingeweicht, dann kommen die geraffelten Äpfel und Saisonfrüchte mit den gemahlenen Haselnüssen dazu. Das Müsli soll immer frisch serviert werden (wie auch die Salate, die der zweitwichtigste Bestandteil der Rohkost sind).

Salatsauce nach Bircher-Benner

Am besten wählen Sie einen Salat, der unter der Erde wächst (wie z.B. Karotten, Randen, Rettich), einen, der über der Erde wächst (wie z.B. Kopfsalat, Kresse, Löwenzahn oder Kohl), sowie einen dritten, der aus einer Frucht besteht (wie z.B. Tomaten, Gurken). Die würzige Original-Bircher-Benner-Salatsauce wird aus folgenden Zutaten angemacht:

2 dl Sonnenblumenöl kalt gepreßt
1 dl Apfelessig
2 dl vegetarische Bouillon
½ Eßlöffel Senf
1 Eßlöffel Morga-Würze

Diese Sauce ist nicht vollständig, wenn Sie ihr nicht jeden Tag viel frische Gewürze beimischen, wie z.B. Petersilie und Schnittlauch, aber auch Basilikum, Estragon, Liebstöckel, Majoran, Salbei, Pfefferminze usw.

Begehrlichkeiten, denen ich freiwillig entsage,
werden zu Schritten auf dem Wege zu mir selbst.
WALTER LEUPI

Zum Einstieg ins Fasten gehört auch, daß Sie langsam und genußvoll essen, das heißt:

- schweigend essen, damit Sie gründlich und lange kauen können
- viel trinken (Kräutertees und Wasser) und kein Salz verwenden
- sich Zeit gönnen und eine Mittagspause einschalten
- viel Bewegung an der frischen Luft haben
- mit den Hühnern zu Bett gehen und aufstehen (der Vormitternachtsschlaf ist der beste)
- nach dem Aufstehen ein Glas warmes Wasser trinken.

Forme Ton und bilde ein Gefäß;
es ist die Leere, die es brauchbar macht.
LAO TSE

Die innere Reinigung öffnet uns einen Raum, der uns das Essen erst richtig genießen und in ganzer Fülle wahrnehmen läßt. Weil Fasten, also Nichtessen, bei Exzessen früher oder später zum Tod führt, ist es immer auch eine Grenzüberschreitung. Ängste sind deshalb durchaus berechtigt. Gleichzeitig gibt uns das Weglassen der Nahrung jene Leere, von der Lao Tse spricht. Ein gewisses Maß an Verzicht muß nicht zwangsläufig einen Verlust an Lebensqualität bedeuten. Wir kennen natürliche Zeiten des Fastens. Am Morgen wird das nächtliche Fasten gebrochen, so wie es im Englischen wörtlich heißt: Break-fast. Wenn wir krank sind und keinen Bissen hinunterbringen, leben wir von unseren Reserven. Zum manchmal gefährlichen zielorientierten Fasten, das nur darauf ausgerichtet ist, schlank, vital und schön zu machen, ist Reinigung als Weg der Selbstentdeckung der absolute Kontrapunkt. Es ist sinnvoll, innere Reinigung mit innerer psychologischer Arbeit zu koppeln. Als Beispiel mag die Lebensgeschichte jener Frau dienen, die über die Auseinandersetzung mit dickmachenden Nahrungsmitteln an ihren früheren sexuellen Mißbrauch herankam. Ihr wurde klar, daß sie sich mit ihrem Übergewicht, ihrem »Fettpanzer«, unbewußt vor weiteren schlimmen Verletzungen schützen wollte. Ohne innere Arbeit hätte das Fasten gefährlich werden können.

Genau dieselben Hinweise für Ernährung und Lebensführung gelten auch für die Aufbautage nach dem Fasten (siehe Seiten 119ff.) Wer sich an Rohkost und vegetarische Ernährung hält, hat den größten Gewinn!

Geistig-seelische Vorbereitung

Zum *geistigen Einstieg* gehört die feste Überzeugung, daß Sie sich freiwillig für das Fasten entschieden haben. In einer Gruppe helfen die Fastenerfahrenen den Neulingen, diese Überzeugung zu verstärken, indem sie von ihren positiven Fastenerfahrungen berichten und mit der Wiederholung der Fastenwanderung zeigen, daß ihnen das Fasten gut getan hat und sie sich auf die bevorstehende Wanderung freuen.

Zur *seelischen Einstimmung* gehört, daß Sie sich selbst vertrauen und sich nicht von Unkenrufen verstimmen lassen.

Nehmen Sie sich jeden Tag einige Minuten Zeit für eine kurze Betrachtung, für besinnliche Gedanken oder eine Entspannungsübung, gehen Sie spazieren, hören Sie schöne Musik, oder lesen Sie einen aufbauenden Text.

Unangenehme Nebenerscheinungen beim Fastenwandern

Ein Tabu: Mundgeruch!

Mundgeruch ist beim Fasten keine Seltenheit. Ich gehe davon aus, daß dieser Mundgeruch nichts mit der Zahnhygiene zu tun hat und daß die Mund-, Nasen- und Nebenhöhlen in Ordnung sind. Diese und andere Faktoren sind im täglichen Leben oft die Ursache von üblem Geruch. Weitere mögliche Quellen von unangenehmer Atemluft können auch eine hartnäckige Keimbesiedlung im Bereich der Bronchien und der Lungen, chronische Magenschleimhautentzündung sowie taschenähnliche Ausstülpungen der Speiseröhre sein, in welchen Speisereste verbleiben können (Divertikel). Überraschend ist, daß auch große Freude oder übler Ärger sich mit Mundgeruch äußern.

Sind nun all diese Ursachen ausgeschlossen, so bleibt noch der typische Fastenmundgeruch, der bedingt ist durch die Stoffwechselveränderung. Alarmierend jedoch ist der Azetongeruch, das Anzeichen für Flüssigkeitsmangel bei Magen-Darm-Entzündungen, bei wiederholtem Erbrechen oder auch beim diabetischen Koma. Auch Rückvergiftungserscheinungen bei ungenügender Darmreinigung oder bei zu geringer Ausscheidung können sich durch Mundgeruch bemerkbar machen. *Mundgeruch darf also kein Tabu sein*, er soll uns vielmehr aufmerksam machen auf Störungen, die nicht nur den Mund betreffen.

Fastenwanderern kann ich nur gegen den »einfachen« Mundgeruch, der durch die Stoffwechselumstellung bedingt ist, einen Tip geben. Wir tragen immer ein kleines Döschen mit Dill-, Anis- und

Fenchelsamen bei uns. Diese sind sehr erfrischend. Sie dürfen und sollen zerkaut werden, bis sie sich auflösen und verflüssigen. Erst dann werden sie geschluckt. Ein bis zwei Sämchen pro Stunde genügen. Fenchel ist auch blähungswidrig und beruhigt. Viele schätzen den Geschmack dieser Gewürze als Unterbruch zum täglichen Kräutertee.

Die Zunge

Viele Leute haben seit ihrer Kindheit ihre Zunge nicht mehr angeschaut. Sie mögen sich nur noch mit Scham oder Spaß daran erinnern, daß sie auf dem Pausenplatz den andern die Zunge gezeigt haben. Mit dem Reiferwerden wurde die Zunge ein Tabu, und wir behielten sie schön brav in der Mundhöhle. Doch würden wir ihre Farbe und Oberflächenstruktur beobachten, könnte uns die Zunge sehr viel über unseren Gesundheitszustand sagen. Mal ist sie schön

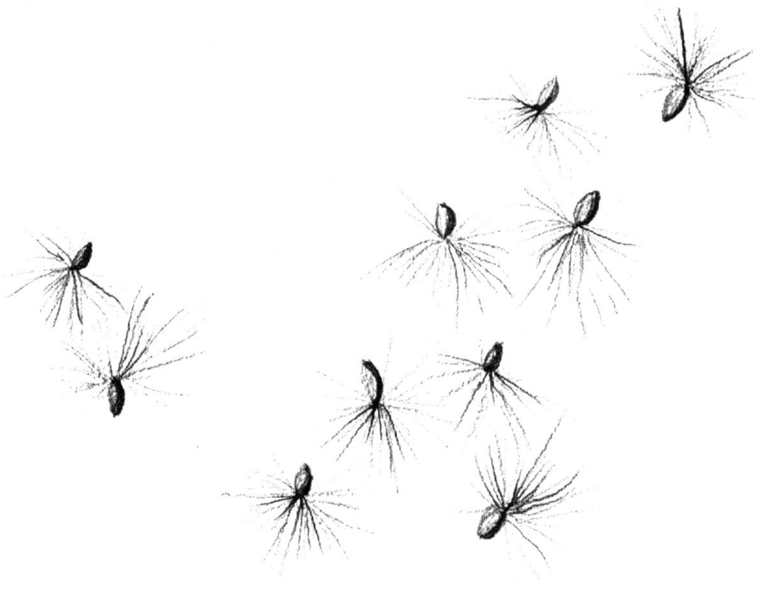

rosig, mal mit einem weißlichen Belag belegt, mal sind die Poren groß, mal ist die Oberfläche fein und glatt, und oft ist die Zunge rot gefleckt oder weiß gestreift. Dies sind alles Hinweise auf unseren Stoffwechsel.

Beim Fasten ist es an der Tagesordnung, daß sich die Zunge verändert – unser Stoffwechsel verändert sich ja auch. Wenn die Zunge wieder schön glatt und rosig ist – so heißt es –, habe man vom physiologisch-gesundheitlichen Standpunkt aus das Fastenziel erreicht. Doch bis zu diesem Zeitpunkt können wir meist einen je nach Person verschieden starken und verschieden farbigen Belag beobachten, den es zu entfernen gilt. Dies geschieht am einfachsten mit der Zahnbürste, wenn wir gerade die Zähne putzen (auch wenn es nichts zu beißen gibt, müssen die Zähne geputzt werden, denn die Ausscheidungen greifen auch unsere Zähne an und hinterlassen oft einen leicht unappetitlichen Belag). Zahnpasta brauchen wir dazu keine. Und ganz gewissenhafte Leute machen noch eine Mund- und Schleimhaut-Reinigung mit Öl – auch dies ein gutes Mittel, um mit den Ausscheidungen fertig zu werden.

Rückenschmerzen

Beim Wandern beklagen sich viele wohltrainierte Teilnehmer über Rückenschmerzen. Wenn ich mir diese Leute ansehe, stelle ich an allen eine Gemeinsamkeit fest: Sie gehen »verbissen«. Das heißt, sie beißen auf die Zähne, vielleicht, weil sie Angst haben, nicht mit der Gruppe Schritt halten zu können, oder weil sie schweren Gedanken nachhängen. Oft sind es unbewußte Gefühle, die beim Wandern verarbeitet werden. Traurige Menschen lassen den Kopf hängen. Das wirkt sich auf die Kiefergelenke aus. Aggressive Menschen schieben den Unterkiefer vor, was die Kiefergelenke zu stark belastet. Kaumuskulatur und Gebiß leiden. Mutlose lassen die Schultern hängen.

Spannungen im Gesichtsbereich sind gekoppelt mit Spannungen im ganzen Bewegungsapparat. Es besteht also eine Wechselwirkung zwischen Zahn- bzw. Gesichtsschmerzen und Haltungsschäden. Die Zahnärztekammer Berlin ruft Eltern dazu auf, bei ihren Kindern auf Fehlhaltungen zu achten, denn diese können Zahnprobleme verursachen. Fehlstellungen des Beckens, unterschiedlich lange Beine oder Wirbelsäulenverkrümmungen oder -verdrehungen belasten die Muskeln ungleichmäßig. Dies verändert das feinabgestimmte Zusammenspiel von Kieferknochen, Gesichtsmuskeln, Zahnstellung und der Verteilung des Kaudrucks. Umgekehrt bewirken ein froher Geist und ein entspanntes Gesicht einen lockeren Gang, bei welchem kaum Rücken- und andere Schmerzen entstehen.

Beim Fasten und Wandern haben wir keine Zielvorgabe, die wir einhalten müssen. Wir stehen niemals unter einem Leistungsdruck. Ich plane immer genügend Zeit ein, daß auch der langsamste Teilnehmer mitkommt und Spaß am Wandern hat. Aktiv und ganz bewußt sorgen wir für Entspannung mit Singen, Stretchübungen, mit Humor und mit Gesprächen über unsere Träume.

Sich bewegen – bei Sonne und Regen!

Die ersten Zeichen menschlicher Existenz sind versteinerte Fußspuren im Vulkanschlamm Ostafrikas. Für die damaligen Jäger und Sammlerinnen war das Wandern lebenswichtig: Sie mußten ihren Nahrungsquellen nachziehen. Würde man heute einen für unsere Lebensweise typischen Körperabdruck suchen, wäre das Gesäß wohl der aussichtsreichste Kandidat …

Alexander von Humboldt war es schon vor rund 160 Jahren klar, daß »alle Veränderungen in der Atmosphäre, die auf unsere Sinne merklich einwirken, nämlich Temperatur, Feuchtigkeit, Veränderungen des barometrischen Luftdrucks, Wind, die Größe der elektrischen Spannung, die Reinheit der Atmosphäre ... für die Gefühle und die ganze Seelenstimmung des Menschen« von Bedeutung sind. In neuester Zeit hat Prof. Dr. Dr. h.c. Boris Luban-Plozza, der Psychiater und Initiator der Balint-Gruppen auf dem Monte Verità in Ascona, seine Forschungsarbeiten den psychologischen Aspekten der Umwelt gewidmet und die Wetterfühligkeit bei schizophrenen, bei depressiven und bei neurotischen Patienten sowie bei Alkoholkranken und Toxikomanen statistisch gemessen. Er ist dabei auf Zahlen gekommen, die ein erschreckendes Bild geben.

Ich folgere daraus, daß es für den gesunden Menschen von größter Wichtigkeit ist, sich wieder vermehrt auf das Wetter einzustellen. Sich dem Wetter zu stellen, es wahrzunehmen, es auf sich einwirken zu lassen, mit ihm und nicht gegen es zu leben. Wir haben dies mit unseren Berufen in geschlossenen Räumen verlernt. Einst fragte mich eine Teilnehmerin, als ich die Wanderroute des nächsten Tages besprach: »Ja, und was machen wir denn, wenn es regnet?«

Ich antwortete schlicht und einfach: »Wir ziehen den Regenschutz an.«

Zuerst meinte sie, ich mache einen Witz, doch dann ließ sie sich auf die Regenwanderung ein, und siehe da! – Sie ist nicht die einzige, die voll Erstaunen und Ehrfurcht nach einer Regenwanderung gesagt hat: »Ich wußte gar nicht, wie schön der Wald im Regen glänzt, wie geheimnisvoll der Nebel die Landschaft verhüllt, wie kostbar die Regentropfen an den Blättern hängen, wie wohltuend Regentropfen auf der Haut sind, wie edel die Farben der Natur im Regen wirken.«

Ich gehe in letzter Zeit sogar so weit, daß ich beim Aufwärtsgehen im Regen auf den Regenschutz verzichte und nur im T-Shirt wandere. Es ist mir nämlich sehr unangenehm, unter der Pellerine zu schwitzen. Meist fühle ich mich eingeengt und wie am Ersticken. Nach einer längeren Wanderung im Regen ist man fast immer unter dem Regenschutz naß, auch wenn dieser von guter Qualität ist.

Mit nur einem T-Shirt bekleidet, habe ich zu Hause wenig zum Trocknen, und meine Haut hat sich am frischen Regen gelabt. Beim regelmäßigen Steigen erzeuge ich genügend Wärme, und wenn ich stehenbleiben muß, habe ich noch trockene Kleider im Rucksack. Wenn ich aber bei Regen alles von innen nach außen verschwitze, ist es viel aufwendiger, mich mit trockenen Kleidern wieder zu erwärmen.

Die modernen Menschen suchen meist nur noch das Extreme. Entweder sie warten auf den großen Schnee, oder sie braten am Meeresstrand an der Sonne. Dabei gibt es täglich wunderbare feine klimatische Veränderungen zu genießen. Je nach Höhenmetern ist die Welt mal trübe verhangen oder golden glänzend, mal feucht oder windig trocken.

Wußten Sie, daß der Wind der beste Masseur ist? Mein schönstes und eindrücklichstes Erlebnis hatte ich mit diesem Meistermasseur bei einer nächtlichen Wattwanderung an der Nordsee. In kurzen Hosen stiegen wir in einer sommerlichen Vollmondnacht ins Watt. Unsere Füße mußten wir bei jedem Schritt der schwarzen Masse entreißen. Es war eine harte Anstrengung. Der Wind peitschte über die unendliche Weite. Trotz der Abkühlung durch die hohe Feuchtigkeit und den Wind entwickelten wir durch das mühsame Wattwandern von innen heraus große Wärme. Doch unsere Hautoberfläche erstarrte fast vor Kälte.

Dieses unvergeßliche Erlebnis mit dem Kopf unter dem sterngeschmückten Baldachin und den Füßen schon fast in der Hölle fand seine Fortsetzung zu Hause im Bett. Kaum war ich unter der Decke, entwickelte mein Körper eine feurige, ja fegfeurige Wärme. Jede Zelle war aktiviert. Ich schmorte dem Morgen entgegen. Anderntags war ich wie neugeboren.

Die Wirkung der Sonne ist uns im allgemeinen viel vertrauter und sympathischer als die des Regens und des Windes. Als Büromenschen zieht es uns meist an die Sonne. Wir sind sonnenhungrig geworden, was in den Ferien der Exodus nach dem Süden beweist. Doch unterschätzen wir oft die Stärke und den Einfluß des Lichtes und der Sonne auf unser Wohlbefinden.

Dazu ein Vergleich: In einem normal beleuchteten Raum messen wir etwa 300 Lux (Maßeinheit für die Beleuchtungsstärke), im Keller hingegen nur 10 Lux. Am Fenster unseres beleuchteten Raumes sind es bereits 2500 Lux, vor dem Haus unter Storen strahlen 6000 Lux auf uns ein, im Schatten eines Baumes bereits 10 000 Lux und direkt unter der Sonne im Schwimmbad 100 000 Lux. Im Wintersport oder am Meer sind wir einer ungewohnt extremen Lichteinwirkung ausgesetzt, die durch die Rückstrahlung von Wasser und Schnee multipliziert wird. Aber auch die Lichteinwirkung im Freien an einem düsteren Tage beträgt ein Mehrfaches der Lichteinwirkung in einem Zimmer. Als ich noch eine Brille mit Gläsern trug, die sich dem Licht anpaßten und sich an der Sonne automatisch verdunkelten, war ich immer sehr erstaunt, daß sie sich z.B. auch an einem nebligen Wintertag verfärbten. Auch dies ist ein Beweis dafür, daß die Sonne scheint und wirkt, auch wenn wir sie nicht sehen. Kein Volk, das in extremen Klimazonen lebt, setzt sich in dem Maße der Sonne aus, wie wir es in den Ferien tun.

Tips, damit Sie noch mehr Freude am Wandern haben

Bei allen Fastenwanderungen brauchen Sie feste Bergschuhe mit griffiger Sohle, sind Sie doch vier bis sechs Stunden pro Tag unterwegs. Auf Naturwegen sind Turnschuhe oder Halbschuhe fehl am Platz. Ein Ausrutscher könnte Ihnen die ganzen Ferien verderben.

Sonnen-, Wind- und Regenschutz gehören mit zur Grundausrüstung. In den Bergen kann das Wetter innert Minuten ändern.

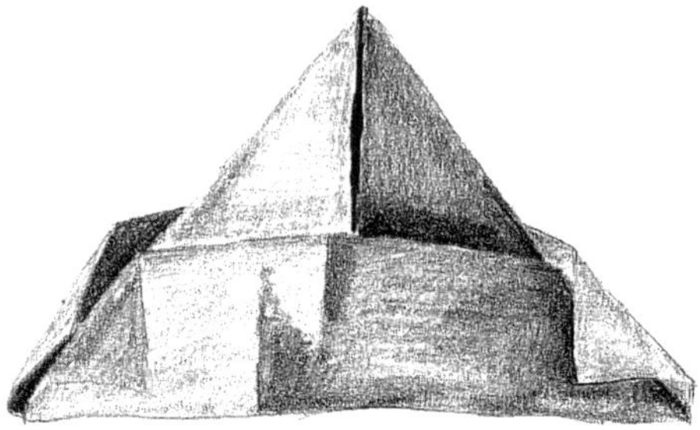

Ziehen Sie also niemals los ohne Regenschutz, warmen Pullover und Kopfbedeckung.

Wegen des schönen Wetters und der körperlichen Anstrengung kommen Sie leicht ins Schwitzen. Bei einem Flüssigkeitsverlust von nur 10 % sinkt unser Leistungsvermögen auf nur noch 30 % ab. Eine große Thermos- oder Trinkflasche mit mindestens einem Liter Inhalt ist also ein Muß. Beim Fasten ist das Trinken sowieso äußerst wichtig (3 Liter pro Tag).

Der Rucksack braucht nicht groß zu sein, enthält er doch bloß die Trinkflasche, den Wind-, Regen- und Sonnenschutz. Wichtig ist jedoch, daß er bequem ist. Am liebsten habe ich Rucksäcke mit Rückenstütze und einem Bauchgurt. So sitzt das Gewicht auf der Hüfte auf, und die Schultern sind entlastet. Nicht selten bekommen Wanderer Kopfweh, weil die Tragriemen einschneiden oder das Gepäck hin und her baumelt. Bei einem passenden Rucksack ist dies nicht der Fall. Wir können dann die Arme frei bewegen, was mithilft, rhythmisch und beschwingt mit dem Einsatz des ganzen Körpers zu gehen.

Wegen der besseren Luft empfiehlt es sich, vor allem in den Bergen zu wandern. Reine Luft und frisches Quellwasser sind wohl die Hauptelemente beim Fastenwandern. Fastenwanderungen sind keine Expeditionen oder Entdeckungen. Benutzen Sie deshalb die Wanderwege, die hierzulande gut ausgebaut und beschildert sind.

Auch das Wandern beginnt im Kopf

Unser Unterbewußtsein bestimmt maßgeblich, wie lange wir wandern mögen, welche Steigungen wir überwinden, welche Leistungen wir erbringen. Wenn wir vor einem Berg stehen und denken: »Oh, das wird eine entsetzlicher Plackerei!«, sind wir von Anfang an auf Mühsal programmiert. Denken wir aber an die herrliche Aussicht dort oben, an die Alpenflora, an die gute Luft, an den reinigenden Schweiß, an den Aufbau der Muskeln, an den gewaltigen Sauerstoffaustausch, an den Stolz über unsere Leistung, dann gehen unsere Beine beschwingt, und der Berg erscheint uns als kleiner Hügel.

Natürlich braucht es zum Wandern auch noch ein wenig Technik und Übung: Wandern über Stock und Stein (wir nehmen möglichst keine asphaltierten Straßen) beansprucht den ganzen Körper. Es ist nicht nur Beinarbeit. Auch die Arme gehören dazu. Probieren Sie es selbst aus, schwingen Sie gegengleich mit den Armen, nehmen Sie die Hände zu Hilfe, wenn es steil ist, greifen Sie nach Ästen und Steinen. Oder nehmen Sie, wie es heute richtigerweise Mode geworden ist, einen Teleskop-Wanderstock und gar zwei! Es versteht sich von selbst, daß Sie keine weiteren Gegenstände in den Händen tragen. Dafür ist der Rucksack vorgesehen. Am Berg geben Sie am besten etwas Vorlage wie beim Skifahren. Reflexartig hebt sich ein Bein, nun brauchen Sie es nur noch abzustellen. Wichtig ist, daß Sie dabei ausatmen. Noch eine Zwischenbemerkung für Damen. Wir sind nicht auf dem Laufsteg, gehen Sie ruhig etwas breitbeinig, verlagern Sie Ihr Gewicht von links nach rechts. Sie sind dann trittfester und standhafter. Ein gleichmäßiges Tempo steigert Ihre Leistung.

In der Gruppe stellt sich natürlich die Frage, wie verschiedene Temperamente und Tempi unter einen Hut zu bringen sind, und wo Sie sich einordnen wollen. Suchen Sie Gleichstarke oder orientieren Sie sich an den Schnellsten? Vergleichen Sie sich mit den

Besseren oder den Schlechteren? Gibt Ihnen die Gruppe Mut, oder möchten sie »einsame« Spitze sein? Will jemand seiner Energie vollen Lauf lassen, dann soll er sich bitte abmelden und am Ziel auf die Gruppe warten. Es wäre peinlich, wenn diese auf jemanden warten würde, der seelenruhig im Abseits die Idylle genießt.

Übrigens, wenn man glaubt, am Ende seiner Energien angelangt zu sein, stehen noch mindestens zwei Drittel davon zur Verfügung. Dies ist eine Erfahrung, die alle Bergführer und Trainer machen. Erst wenn wir unsere selbstgesetzten Grenzen durchbrechen, erleben wir eine Steigerung unserer Kräfte. Diese Steigerung hilft uns dann das ganze Jahr über, Schwierigkeiten spielend zu ertragen und mutiger die Schwierigkeiten des Alltags anzupacken.

Natürlich werden Sie beim Aufstieg ins Schnaufen kommen. Wissen Sie, daß Sie beim Bergsteigen 30mal mehr Sauerstoff austauschen als im Schlaf? Das heißt: 30mal mehr Energie für das Gehirn. Dieses braucht nämlich für seine Funktionen am meisten Sauerstoff. Der Sauerstoff hilft aber auch, unsere Schlacken zu verbrennen. Das ist mit ein Grund, wieso Fastenwanderer nie schlecht riechen. Die Ausdünstung beim Fasten zu Hause ist was ganz anderes: ohne Bewegung an frischer Luft bringt man den Gestank von schmutzigem Schweiß auch mit zweimal Duschen am Tag kaum weg.

Erschöpfung

»Ist dir bei der großen Anstrengung des Wanderns und Fastens noch nie jemand zusammengebrochen?«

Von meinen mehr als zweitausend Fastenwanderern, die ich begleitet habe, erinnere ich mich nur an wenige Fälle. Zwei davon habe ich dem langjährigen Chefarzt der Psychiatrischen Klinik in Wil SG, Dr. Rudolf Osterwalder, vorgelegt, und er hat dazu Stellung genommen.

Fallbeispiel 1

Wir waren auf einem gemütlichen Höhenweg im Wallis. Eine Frau von etwa 50 Jahren klagte über Kopfweh und Schwäche. Wir setzten uns ins Gras. Rundherum wuchsen Schneeheide und andere wunderbare Blumen. Es war sonnig warm und duftete paradiesisch. Ich begann ihren Nacken und Hals zu massieren. Nach kaum einer Minute spürte ich ein starkes Ameisenlaufen in meinen Händen. Bald sagte mir die Dame, daß sie sich wohler fühle und weitergehen möchte. Wir gingen zusammen wieder einige hundert Meter, da sah ich, wie ihr Schritt unsicher wurde. Wir setzten uns wieder hin. Ich nahm sie in meine Arme, und sie ließ sich vertrauensvoll fallen. Ich massierte sie wieder. Der Kopfschmerz ließ nach, und bald schlief sie in meinen Armen ein.

Sie schlief so fest, daß ich in Panik kam, weil sie auf mich wie eine Tote wirkte. Meine Unruhe und Unsicherheit bewegte mich, sie zu wecken. Wir suchten das nächste Haus auf, und von dort telefonierte ich ins Hotel und ließ ein Auto kommen. Nachdem die Frau in ihrem Zimmer einige Stunden geschlafen hatte, schien alles vergessen.

Es handelte sich um eine Frau, die gute 30 Jahre nur an ihre Familie gedacht hatte und nun zum erstenmal in ihrem Leben Ferien für sich machte. Jetzt, da sie weg war vom Kochen, Haushalten und Bemuttern, wurde sie sich ihrer totalen Selbstlosigkeit bewußt. Sie wurde sich bewußt, daß auch sie ein Mensch war, der Fürsorge und Zuwendung braucht. Das große Erstaunen und der übermäßige Nachholbedarf bewirkten einen Zusammenbruch an Leib und Seele.

Dr. Rudolf Osterwalder: »Bei extremem Fasten, kombiniert mit körperlicher Betätigung, kann es zu Unterzuckerungen kommen und zu eigentlichen Anfällen von Energieschwäche. Ich denke, daß es aber auch psychische Phänomene gibt, die man als Überbewußtsein bezeichnen kann. Bei Menschen, die Probleme mit sich herumtragen, kann dies bedeuten, daß sie ihre gesamte Situation in der ganzen Schwere vor sich ausgelegt sehen. Daß dies, wie im vorliegenden Fall, sehr unangenehme Gefühle provozieren kann, ist klar. Es kann aber auch das Gegenteil geschehen, daß Menschen in eine Art Ekstase geraten.«

Fallbeispiel 2

Wir waren mitten in einer langen Steigung im Wald. Ein Akademiker von über 60 Jahren bekam einen sichtbaren Schweißausbruch und fühlte sich kalt an. Ich packte ihn mit Kleidern gut ein, doch er wollte unter vielen Entschuldigungen für seine Schwäche weitergehen. Männlich stolz probierte er es, aber die Sache gefiel mir gar nicht, denn er hatte viel Übergewicht und hohen Blutdruck. Sein Gesicht war mir zu rot. Zum Glück fand ich auf dem Waldesboden eine wunderbar weiche, trockene Mulde mit Tannennadeln ausgelegt. Ich breitete meinen großen Regenschutz aus, und er legte sich hin. Er beteuerte, es gehe ihm besser, nachdem ich ihm etwas Traubenzucker und Crataegus-Tropfen (Weißdorn – stärkt Herz und Kreislauf) gegeben hatte. Ich fühlte seinen Puls, der ruhig lief, ließ ihn aber nicht aus den Augen. Sein Atem ging ganz ruhig, und zu meiner großen Überraschung und Belustigung ging sein Atemgeräusch bald in ein Schnarchen über.

Dr. Rudolf Osterwalder: »Bei diesem 60jährigen Mann könnte Unterzuckerung oder Energiemangel eingetreten sein, vielleicht bekam er auch Probleme mit dem Herzen. Mit Sicherheit hatte er Kreislaufprobleme, und es ist nicht auszuschließen, daß er Alkoholiker war. Bekanntlich treten bei diesen die schwersten Entzugsymptome erst nach zwei bis drei Tagen Abstinenz auf.«

Wickel und Einläufe

Der Leberwickel

Ein Hauptaspekt des Fastens ist die Entschlackung, das heißt die Befreiung des Körpers von Abfall- und Giftstoffen. Fünf Ausscheidungsorgane bieten sich dafür an: die Leber, der Darm, die Nieren, die Lungen und die Haut.

Beim Fasten muß die Leber ihre Aufgabe als Ausscheidungsorgan intensiver wahrnehmen, weil vermehrt Abfallprodukte anfallen.

Mit einem Leberwickel können wir sowohl die Tätigkeit der Leber unterstützen als auch die Ausscheidung durch die Haut fördern. Mit Wickeln und Kompressen haben schon die großen Ärzte der Antike ihren Patienten Linderung verschafft. Noch Anfang dieses Jahrhunderts wurden in unseren Spitälern Wickel und Kompressen angewendet. Doch Modernisierung und Personalknappheit haben dieses Hausmittel aus den Spitälern verdrängt. Eine Ausnahme macht die Bircher-Benner-Klinik. Ärzte verschreiben dort Wickel, wenn sie unschlüssig sind, was als erstes zu tun sei. Denn mit einem Wickel geht man nie fehl. Er verschafft dem Patienten Linderung und beruhigt.

Fastenwanderer sind zwar keine Patienten, doch auch sie schätzen die Zuwendung und Ruhe. Ich freue mich immer, wenn meine »Mumien«, wie ich die Eingewickelten oft foppe, gestehen, daß sie das letzte Mal von ihrer Mutter so gebettet wurden. In einem Wickel dürfen sie wieder einmal ein kleines, umsorgtes Kind sein. Nach einer anstrengenden Bergtour schätzen sie das ganz besonders. Der Wickel ist eine harmlose Möglichkeit des Regredierens, des Sich-Zurückversetzens in die Kindheit mit ihren Annehmlichkeiten des Umsorgtseins und Verwöhntwerdens.

Als ich kürzlich einer Gruppe bei der Bekanntgabe des Tagesprogramms den Leberwickel ansagte, schaute mich ein Teilnehmer mit großen Augen an und fragte mich: »Regi, wie kannst du nur Leberwickel machen, wo du doch überzeugte Vegetarierin bist?«

Tatsächlich glaubte dieser Teilnehmer, ich würde ihm ein Stück frische Leber um den Bauch binden. Nein, so war das natürlich nicht gemeint! Der Ausdruck Leberwickel ist irreführend. Es gibt nämlich auch Kartoffelwickel, Zwiebelwickel, Kohlwickel. Der Leberwickel heißt natürlich so, weil er auf die Leber gelegt wird.*

Um seine Wirkung zu verstärken, tauche ich das Tuch meist in einen Aufguß von Schöllkraut. Im Wallis wächst dieses Heilkraut vom Frühling bis in den Sommer aus allen Mauerritzen. Das Schöllkraut ist gut zu erkennen am orangeroten, klebrigen Saft, der austritt, wenn man ein Blatt bricht. Dieser Saft wird auch verwendet, um Warzen zu vertreiben. Doch ist Vorsicht geboten, wenn dieser Saft an die Wäsche kommt: Die Hausfrau wird keine Freude daran haben. Als Tee ist Schöllkraut nur auf ärztliche Verordnung zu trinken.

Der Einlauf und das Glaubersalz

In vielen Menschen lösen diese zwei Begriffe Horrorvorstellungen aus. Ich habe dafür Verständnis. In meiner Kindheit galt noch alles, was bitter schmeckte und unangenehm war, als heilsam – frei nach

* Wer die vielfältigen Anwendungsmöglichkeiten eines Wickels studieren möchte, dem empfehle ich das Buch »Sanft heilen mit Wickeln und Kompressen« von Christopher Vasey, erschienen im Midena Verlag. Ein Klassiker dieser Materie ist immer noch Sebastian Kneipp, *Meine Wasserkur,* Oesch Verlag.

dem Motto: »Was dich nicht umbringt, macht dich stärker!« Gesundheit wurde einem nicht geschenkt – man mußte Gesundheit erleiden! Was für verrückte unverständliche Gegensätze! Gegen meinen krummen Rücken mußte ich Turnübungen machen, daß die Knochen krachten. Medizin und Therapien halfen nach der früheren Volksmeinung nur, wenn sie bitter, eklig und schmerzhaft waren.

Offenbar haben die Leute der nachfolgenden Generation von der bitteren Medizin die Nase voll. Wer weiß, ob diese schrecklichen Hausmittel und Zwangsmaßnahmen nicht mitgeholfen haben, den Boden zu ebnen für die kleine mit Zuckerguß überzogene Pille, die mit einem Schluck Wasser den Hals hinunter rutscht und »heilt«? Hat hier der Teufel den Beelzebub ausgetrieben? Diese unzähligen wohlschmeckenden Tropfen und Pillen verlangen beim Einnehmen keine Überwindung und werden erst noch von der Krankenkasse bezahlt. Was Wunder, daß die Chemie-Aktien in den letzten Jahrzehnten ständig an Wert zugelegt haben!

Heute lebe ich gesünder, besser und vor allem freudvoller, und zwar praktisch ohne Chemie. Ich habe gelernt, freundlicher mit mir umzugehen. Ich fordere meine Leserinnen und Leser dazu auf, alles zu vergessen, was ihnen Unschönes in den Sinn kommt, wenn sie an Einlauf oder Glaubersalz denken. Meist scheuen sich Frauen, die Kinder geboren haben, vor dem Einlauf, weil sie im Spital kurz vor der Geburt einen Einlauf verpaßt bekamen. In dem Zustand kurz vor der Niederkunft, mit prallem Bauch, Wehen und großer freud- und/oder angstvoller Spannung muß ein Einlauf sehr unangenehm sein, ob die Krankenschwester oder Hebamme einfühlsam und erfahren ist oder nicht. Bekommen sie jedoch einen Einlauf oder machen sich selbst einen, wenn sie entspannt sind und bereits einen Tag oder zwei nichts mehr gegessen haben, dann werden sie überrascht sein, daß daran gar nichts Unangenehmes ist – ganz im Gegenteil.

Ein Schulmediziner warnt vor dem Einlauf, weil die Analregion eine erogene Zone darstellt. »Denken Sie nur an die Lustempfindlichkeit des Kleinkindes in der Phase der Sauberkeitserziehung. Unreflektiert wird dieser Zusammenhang bei falschem Heilfasten ausgenutzt, um gleich zu Beginn lustvolle Gefühle aufkommen zu lassen ...« (Thomas Grethlein, in: *Heilfasten*). Kurzum, Dr. med. Grethlein hält nichts von Einläufen. Ob Einlauf mit oder ohne Lust – er tut jedenfalls gut (und einen Orgasmus hat noch nie jemand dabei gekriegt). Der Einlauf gehört zum klassischen Fasten. Dies können wir nachlesen in den Büchern, die sich mit dem Fasten befassen, von den Schriften der Essener bis zu den Publikationen moderner Fastenärzte.

Ein Einlauf ist nicht zu verwechseln mit einem Klistier oder Darmbad. Ein Klistier ist eine kleine Ampulle mit Stoffen, die den Darm aktivieren und die Darmwand gleitfähig machen. Und ein Darmbad ist eine komplizierte Anlage, die in Kurhäusern und je länger, je mehr in Therapiestationen für ambulante Gäste und Patienten bereitsteht. Den Einlauf hingegen kann man mit Wasser und einem entsprechenden Gerät selbst zu Hause machen.

Dazu stellen Sie einen Wasserbehälter etwa einen Meter höher, als Sie liegen, auf eine Ablage. Wählen Sie einen ruhigen, warmen Platz, und nehmen Sie sich genügend Zeit. Anfängern empfehle ich, nicht das Bett zu benutzen, weil manchmal gewisse Ablaufschwierigkeiten auftreten und Wasser verschüttet werden könnte. Legen Sie sich auf die linke Seite, und ziehen Sie das linke Bein leicht an, damit das Wasser leichter einläuft. Sie können auch in die Knie gehen, den Oberkörper vorbeugen und sich mit den Unterarmen auf dem Boden aufstützen. In dieser Stellung können Sie den Bauch gut entspannen. Die Darmschlauchsonden sind sehr dünn, fast 20 cm lang und aus weichem, biegsamem Material, das man auskochen kann.

Lassen Sie soviel Wasser wie möglich einfließen, sicher mindestens einen Liter. Dies darf Druck, aber nicht Schmerz verursachen. Wenn Sie Druck empfinden, drücken Sie das Schläuchlein einige

Sekunden zu. Damit unterbrechen Sie die Wasserleitung. Warten Sie, bis sich das Wasser im Bauch verteilt, und lassen Sie dann weiter einlaufen. Halten Sie das Wasser. Wenn zuviel Druck entsteht, gehen Sie ruhig aufs Klo. Einige Therapeuten empfehlen, den Bauch von unten nach oben zum Nabel hin leicht zu massieren, einige empfehlen, das Wasser möglichst lange zu halten. Ich bin immer für die angenehmste Methode. Meine Klienten empfinden den Einlauf durchaus als angenehm und haben meist gelernt, ihn an sich selbst vorzunehmen. Sie wiederholen ihn, sooft sie ihn brauchen.

Allerdings sollen Einläufe nicht zur Gewohnheit werden. Mein Darm, der sich jährlich mindestens einmal einer Fastenkur erfreuen darf, arbeitet beim Fasten so gut wie beim Essen. Immer zur gleichen Zeit will er sich entleeren. Und ich bin jedesmal erstaunt, daß ich während mehr als zwei Wochen Stuhlgang habe, ohne zu essen. Einläufe sind speziell für diejenigen ein Muß, die während des Fastens keinen Stuhlgang haben. Oft wird auch empfohlen, dem körperwarmen Wasser Kamillenextrakt oder Meersalz beizugeben. Solche Zusätze sind vor allem für kranke Leute gedacht. Tees und Heilmittel können ihre Wirkung im Darm schnell entfalten. Eine neuartige Krebstherapie empfiehlt Kaffeeeinläufe, um die Leber anzuregen. In einem Bericht einer Hebamme, die in abgelegenen Berggegenden tätig war, las ich, daß sie Wöchnerinnen, die viel Blut verloren, Weineinläufe zur Wiederbelebung machte. Wählen Sie selbst je nach Bedarf, Vorlieben und Befinden zwischen Rotwein und Kamillentee!

Einläufe verwendeten bereits die Essener, eine geheimnisvolle Bruderschaft, die während der letzten Jahrhunderte vor Christus bis zum ersten Jahrhundert nach Christus in Palästina existierte. Die Essener versuchten, einen »Neuen Bund« mit Gott zu finden, weil in ihren Augen viele der Juden seit den Zeiten des Moses vom Gesetz abgewichen waren.

Dank ihrer gesunden Lebensweise sollen viele ihrer Mitglieder das hohe Alter von 120 Jahren erreicht haben, und es heißt, daß sie über wunderbare Kräfte und Ausdauer verfügten. In allen ihren Handlungen kam schöpferische Liebe zum Ausdruck. Sie schickten Heiler und Lehrer aus ihrer Bruderschaft in die Lande. Unter ihnen waren Elias, Johannes der Täufer, Johannes der Geliebte und der große Essener Meister Jesus. Das Evangelium der Essener ist ein außerordentliches Dokument, das in seinem mystischen und spirituellen Wert als »Bibel« für das Neue Zeitalter gelten kann, denn der Mensch muß heute mehr als zu irgendeinem anderen Zeitalter Harmonie und Frieden mit den Kräften der Natur erlernen, wenn er überleben will.

Edmond Bordeaux Szekely hat das sogenannte *Friedensevangelium des Jesus Christus* in der Bibliothek des Vatikans gefunden und aus dem Aramäischen übersetzt. In diesem Friedensevangelium predigt Jesus zu Kranken und Verstümmelten vom »Reich der Engel unserer Mutter«. Er verspricht ihnen, sie würden nie mehr krank werden, wenn sie die Gesetze der Engel befolgten. Die Gesetze schreiben den Menschen vor, zu fasten und auf diese Weise den Körper zu reinigen. Der Körper ist nämlich der Tempel Gottes; aber Gott kann nur in einem Tempel wohnen, der seiner würdig ist, das heißt in einem Tempel, der zuvor gereinigt worden ist. Jesus fordert seine Zuhörerinnen und Zuhörer auf, sich zu entkleiden und vom Engel der Luft und vom Engel des Wassers umarmen zu lassen. Sich von den Engeln äußerlich umarmen zu lassen ist aber noch nicht genug:

(...) So sage ich euch wahrhaftig, laßt den Engel des Wassers euch auch innerlich taufen, damit ihr von den vergangenen Sünden frei werdet und innen genauso rein werdet wie das Sprudeln des Flusses im Sonnenlicht.

Darum sucht einen großen Rankkürbis mit einer Ranke von der Länge eines Mannes; nehmt sein Mark aus, und füllt ihn mit dem Wasser des Flusses, das die Sonne erwärmte. Hängt ihn an den Ast eines Baumes, und kniet auf den Boden vor dem Engel des Wassers, und führt das Ende der Ranke in euer Hinterteil ein, damit das Wasser durch alle eure Eingeweide fließen kann. Ruht euch hinterher kniend auf den Boden vor dem Engel des Wassers aus, und betet zum lebendigen Gott, daß er euch eure alten Sünden vergibt, und betet zum Engel des Wassers, daß er euren Körper von jeder Unreinheit und Krankheit befreit. Laßt das Wasser dann aus eurem Körper fließen, damit es aus dem Inneren alle unreinen und stinkenden Stoffe des Satans wegspült. Und ihr werdet mit euren Augen sehen und mit eurer Nase all die Abscheulichkeiten und Unreinheiten riechen, die den Tempel eures Körpers beschmutzten. (…)

(…) Erneuert eure Taufe mit Wasser an jedem Fastentag, bis zu dem Tag, an dem ihr seht, daß das Wasser, das aus euch hinausfließt, so rein ist wie das Sprudeln des Flusses. (…)

(Aus: *Das Friedensevangelium der Essener,* Band 1, Seiten 14/15)

Vom Trinken beim Fasten

Die heilende und wunderbare Kraft des Wassers

Des Menschen Seele
Gleicht dem Wasser;
Vom Himmel kommt es,
Zum Himmel steigt es,
Und wieder nieder
Zur Erde muß es,
Ewig wechselnd.
JOHANN WOLFGANG
VON GOETHE

Wasser bedeutet Leben. Mit einem Anteil von zwei Dritteln ist Wasser der Hauptbestandteil des menschlichen Körpers. In Zahlen ausgedrückt: Eine 75 Kilo schwere Person trägt rund einen halben Zentner Wasser in sich, das kontinuierlich im Fluß ist, und zwar einerseits sichtbar im Blutkreislauf, andererseits unsichtbar durch einen druckgesteuerten Austausch von Zelle zu Zelle.

Wasser hat immer eine große Anziehungskraft, weil es kraftspendende und reinigende Wirkung hat. Der Glaube an die Heilkraft des Brunnenwassers knüpft an natürliche Beobachtungen an: das Wasser reinigt, frisches Quellwasser erquickt, manche Quelle (Mineralquelle) bietet heilende Bäder und heilenden Trunk. Das Wasser ist da am heilkräftigsten, wo es unmittelbar aus dem Schoß der Mutter Erde hervorquillt. Bestimmte Brunnen und Heilquellen helfen gegen Krankheiten.

Es ist nicht nur für das Auge und Gemüt etwas Wunderbares, den »Suonen«, wie man im Wallis die hölzernen Kännelleitungen nennt, die das Wasser von den Gletschern auf die Äcker und Rebberge führen, entlang zu gehen. Es ist auch eine Wohltat und Erfrischung, aus ihnen zu trinken. Auch Flims genießt wegen des Wassers eine große Anziehungskraft. Es ist zu allen Jahreszeiten ein Vergnügen, zu den vier Seen zu wandern, dem Cauma- und dem Crestasee, dem Lag Prau Pultè und dem Lag Tuleritg, oder gar in die Rheinschlucht hinabzusteigen, wo die Kraft des Wassers am deutlichsten spürbar wird. Die Gegend um St. Moritz bietet neben den Seen die zentral gelegene Heilquelle. Und von Wildhaus aus kann man viele Stunden dem Ufer der Thur entlang gehen – wer mag, mehrere Tagesreisen bis zu ihrer Mündung in den Rhein.

Von Kopf bis Fuß auf Wasser eingestellt

Im Gegensatz zu den Nährstoffen liefert Wasser keine Energie. Es erfüllt im Körper aber eine ganze Reihe lebenserhaltender Funktionen.

- Als Bestandteil aller Zellen dient es als Baustoff.
- Für Nähr- und Wirkstoffe sowie für Enzyme und Hormone ist Wasser ein wichtiges Lösungs- und Transportmittel.
- Gleichzeitig führt es Abfallprodukte zu den Ausscheidungsorganen.
- Wasser reguliert die Körpertemperatur. An heißen Tagen oder bei extremer körperlicher Anstrengung – sei es beim Sport oder bei der Arbeit – schwitzen wir stärker. Durch die Wasserverdunstung über die Hautoberfläche wird dem Körper Wärme entzogen.

Ausgeglichene Bilanz

Das Wasser verteilt sich im Organismus auf zwei Haupträume: Rund 60 % entfallen auf die Flüssigkeit in den Zellen, der Rest findet sich im Blut und im Verdauungstrakt.

Komplizierte Regulationsmechanismen schaffen zwischen den beiden Lösungen einen Druckausgleich und halten den Wasserhaushalt konstant. Deshalb muß der Körper das Wasser, das er ausscheidet, wieder aufnehmen.

Die durchschnittliche Zufuhr beträgt bei einem Erwachsenen rund 2,5 Liter pro Tag. Sie setzt sich aus Getränken, dem Wasseranteil in den Lebensmitteln sowie dem im Stoffwechsel entstehenden Oxydationswasser zusammen. Insgesamt die gleiche Menge wird über den Atem, die Haut, als Urin und durch den Stuhl ausgeschieden.

Mit Durst ist nicht zu spaßen

Daß der Flüssigkeitsbedarf den Flüssigkeitsverlust ausgleichen muß, ist leicht einzusehen. Nur: Der Mensch ist außerstande, Wasserverluste zu steuern oder im vornherein zu kompensieren. Der einzige Indikator ist der Durst. Und der ist nicht gerade verläßlich.

Ein erstes Durstgefühl meldet sich bei einem Verlust von 1 bis 2 % des Körperwassers, was 4 bis 8 dl entspricht. Bei einem Verlust von 3,5 Litern (5 % des Körpergewichts) treten Reizbarkeit und Müdigkeit auf, bei 5 Litern (6 % des Körpergewichts) kommen Muskelschwäche und -krämpfe, Schwindel, Taumel, Übelkeit und Verwirrung hinzu. Unter diesen Störungen leiden häufig ältere Menschen im Sommer, weil ihr Durstgefühl geschwächt ist.

Wasser oder Tee in ausreichenden Mengen gehören bei Wanderungen zum Pflichtproviant.

Nicht abwarten – Tee trinken!

Tees sind abwechslungsreich, wirken entschlackend, schweißtreibend, verdauungsfördernd, beruhigend und sind sogar teilweise sehr wohlschmeckend.

Grundsätzliches zur Teezubereitung

Siedendes Wasser entzieht Blättern, Samen, Wurzeln und Früchten die ätherischen Öle, welche Aroma, Geschmack und Heilkräfte enthalten. Mit dem Tee trinken wir die an das Wasser abgegebene Essenz der Kräuter – zu unserem Vergnügen oder zur Heilung. Einige wichtige Begriffe zum Thema Teetrinken:

Kräuter

Allgemein bezeichnet man alle Pflanzen, die als Heilmittel, Gewürze, zum Färben oder in der Kosmetik verwendet werden, als Kräuter.

Sud

Wurzeln, Samen, Rinden und sehr harte Blätter müssen eine Weile gekocht werden, damit sie ihre Wirkstoffe abgeben. Meistens gibt man sie erst ins Wasser, wenn es bereits kocht, und läßt sie danach bei kleinerer Hitze zugedeckt etwa 10 bis 20 Minuten ziehen.

Aufguß

Zarte Blätter und Blüten nie kochen! Ihre ätherischen Öle verdampfen rasch. Für einen Aufguß übergießt man die Kräuter in einer vorgewärmten Kanne mit Wasser von 80° und läßt sie bei geschlossenem Deckel 3–10 Minuten ziehen, je nach Geschmack.

Es gibt keine bestimmte Regel, wie viele Kräuter man für die Teezubereitung verwenden soll. Allgemein gilt: Wenn wir fasten, machen wir die Tees sehr dünn. Denn während des Fastens

- wird unser Geschmacks- und Geruchssinn verfeinert
- trinken wir ein bis zwei Liter Tee pro Tag. Wenn der Tee zu stark ist, würde er uns bald widerstehen.

Wir süßen die Tees weder mit Zucker noch mit Honig. Wer den Tee ungesüßt absolut nicht mag, kann ihn mit Süßholz oder Stevia (Honigkraut) würzen, zwei Pflanzen, die kalorienfrei und intensiv süßen, ohne die Bauspeicheldrüse zu belasten.

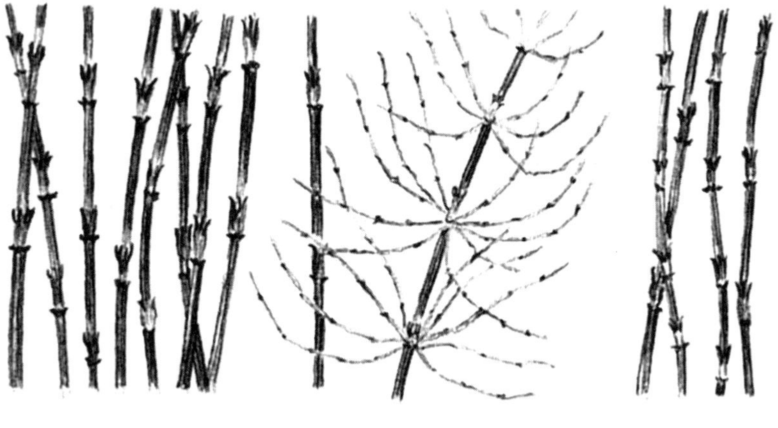

Sonnentee

Der Kaltauszug ist die schonendste und edelste Art, Tee zuzubereiten. Dabei werden Blüten in Quellwasser in einem Keramik- oder Glasgefäß, das gut verschlossen ist, an die Sonne gestellt. Nach einigen Stunden können die Blüten abgeseiht werden. Die Wirkstoffe bleiben bei zarten Pflanzen voll erhalten.

Kaltauszüge kann man auch von Obst und Gemüse machen.

Idealerweise brauche ich dazu den Trester aus der Saftzubereitung. Wenn ich Frischsaft zubereite, gebe ich die festen Überreste ins Wasser und stelle den Topf für 6–12 Stunden in den Kühlschrank. Darnach seihe ich ab – und fertig ist der erfrischende Trunk.

Ein weiterer Spartip: Für Kaltauszüge können wir das gesunde, aber unansehnliche Fallobst verwenden. Besonders geschmackvoll sind Äpfel und Birnen. Auch frische Gartengurken mit einem Dillzweiglein geben einen erfrischenden Sommertrunk.

»Das gesündeste am Teetrinken ist das Teepflücken und -sammeln«, sagte mir einst ein berühmter Heilpraktiker. »Das Teesammeln führt die Leute in die unberührte Natur, auf Berge, über Stock und Stein, weg vom Verkehr und von der Straße. Die Teesammler müssen sich bücken, tief atmen und dürfen sich zur Belohnung an den zauberhaften Blüten und himmlischen Düften erfreuen. Sie werden begleitet von den Schmetterlingen und Bienen und lernen dabei, wieder im Einklang mit der Natur und den Jahreszeiten zu leben.«

Der Herr läßt die Arznei aus der Erde wachsen,
und ein Weiser verschmäht sie nicht.

Der Prediger Salomo

Viele Leute glauben, Tee müsse aus getrockneten Pflanzen hergestellt werden. Das ist keinesfalls so, den würzigsten Tee bereiten wir aus frischen Kräutern zu. Das Trocknen ist lediglich ein Mittel, Tees haltbar zu machen.

Wenn ich über die Wiesen streife, entdecke ich unzählige Heil- und Genußkräuter. Bis auf ganz wenige Pflanzen können wir alle in irgendeiner Weise verwenden. »Was ist ein Unkraut?« fragte Ralph Waldo Emerson. »Eine Pflanze, deren Tugenden noch nicht entdeckt worden sind.«

Falls Sie durch diese Anregungen zum leidenschaftlichen »Teejäger« geworden sind und vielleicht ein paar Tüten zuviel getrocknet haben, dann nähen Sie den Tee in ein Kissen. Im Mittelalter war ein mit Thymian gefülltes Kopfkissen zum Beispiel ein beliebtes Hausmittel, um die Lebensgeister zu wecken und zu stärken. Sie können sich aber auch ein beruhigendes Kissen mit Verbenen, Kamille, Lavendel oder Zitronenmelisse unter den Kopf legen. Selbstverständlich nehmen Sie von den kostbaren Geschenken der Natur nie mehr mit nach Hause, als Sie wirklich brauchen.

Das Vorgehen des Kräuterheilkundigen besteht darin, uns auf eine schadlose und reine Art der Natur zu öffnen. Sie belohnt uns dafür mit ihren geheimnisvollen, wertvollen Schätzen.

Michael Tierra

Viele nützliche Tips und viel Freude am Teetrinken vermittelt *Das schöne Buch vom Kräutertee* von Mindy Toomay. Ich habe mich bei meiner Beschreibung auszugsweise an ihre Ausführungen gehalten.

Eine wertvolle Inspiration für systematisches Teetrinken beim Fasten bietet uns Jürg Reinhard in seinem Buch *Sanfte Heilpraxis. Mit selbstgemachten Medikamenten.* Reinhard empfiehlt für eine Fastenwoche täglich einen bestimmten Tee, der auf ein bestimmtes Organ wirkt.

Er schlägt vor, mit dem Wegwartentee für die Milz zu beginnen und am zweiten Tag, wenn durch die Umstellung im Stoffwechsel leichte Schwindel auftreten, Weißdorntee fürs Herz zu trinken, am dritten Tag Löwenzahn für die Leber usw. Wir haben bereits in vielen Fastenwochen seine Weisungen befolgt und einen ausgezeichneten Erfolg verbucht. Nicht nur wegen der Abwechslung; auch das Bewußtsein, jeden Tag ein Organ zu unterstützen, bringt mehr Sinn ins Teetrinken.

Säfte

Unsere Gemüse- und Fruchtsäfte werden aus frischen Früchten, die wenn immer möglich aus biologischem Anbau stammen, frisch gepreßt. Wer sich diese Gesundheits- und Fitneß-Spender selbst zubereiten will, braucht ein funktionierends Gerät. Wir haben uns für den *Champion* entschieden und empfehlen ihn gerne weiter. Preßt man die Früchte unmittelbar vor dem Trinken, bleibt der Saft schön in der Farbe und schmeckt wunderbar frisch. Schon nach fünf Minuten aber beginnt er zu oxydieren und wird bräunlich! Den Gemüsesäften, die aus Karotten, Sellerie oder Randen bestehen, mische ich immer etwa ein Drittel Apfelsaft bei, weil sie sonst zu aggressiv sind. Dies gilt ganz besonders bei Randen (rote Beete); bei Sellerie wird der Geschmack verfeinert. Karotten können auch mal pur oder mit Topinambur gemischt werden.

Topinambur *(Helianthus tuberosus)*

Die Knollen des Topinambur, auch Süßkartoffel oder Erdbirne genannt, galten in den mageren Zeiten nach dem Krieg als Kartoffelersatz. Heute sind sie fast in Vergessenheit geraten. Wer wollte sich noch die Zeit nehmen für das Putzen und Rüsten dieser bizarren, skurilen kleinen Knollen, wo es doch so billige, große, runde und praktische Kartoffeln gibt?

Immerhin findet man den Topinambur als Zierpflanze. Wenn ihr der Standort paßt – und dazu braucht es nicht viel – vermehrt sie sich ins uferlose. Ihre Stengel können bis mannshoch werden. Die Blätter erinnern an Schleifpapier, und die Blüte ist sternförmig wie eine ganz einfache gelbe Margerite. Topinambur ist ein indianischer Name; lateinisch heißt sie Helianthus tuberosus, was auf ihre Verwandtschaft mit der Sonnenblume hinweist.

Die Knollen enthalten neben 1,7 % Eiweiß und 0,15 % Fett 16 %

Inulin, eine besondere Art von Stärke. Sie wird nur langsam verdaut und in der Leber gespeichert und wirkt dadurch als natürlicher Appetitzügler. Auch ihr hoher Gehalt an Vitamin C und Mineralstoffen macht die Topinamburknolle zu einem hochwertigen Nahrungs- und Heilmittel. Sie fördert den Abbau von Harnstoff und Schlacken aus Gewebe und Gelenken. Auch auf die Bauchspeicheldrüse und damit auf den Diabetes-Stoffwechsel hat sie einen wohltätigen Einfluß.

Ich habe Helianthus-Tropfen als Medizin (in Drogerien erhältlich) immer bei der Hand, wenn ich bei Fastenden einen starken Blutzuckerabfall feststelle.

Im späten Herbst bis im frühen Frühling, solange die gelagerten Knollen saftig sind, mische ich sie dem Karotten- und Apfelsaft bei. Mit ihrem leichten Nußgeschmack verfeinern sie den Karottensaft. Gleichzeitig nimmt dieses Gemisch Hungergefühle. Den Feinschmeckern, die ja, wie bereits erwähnt, den Fastenden verwandt sind, empfehle ich, Topinambur selbst anzupflanzen. Heute gibt es Topinambur in Bioläden und gelegentlich bei Großverteilern. Am besten schmeckt mir Topinambur roh geraffelt und zubereitet wie Karottensalat. Die Knolle kann aber auch gedünstet und mit Kartoffeln, Karotten, Zwiebeln usw. gemischt werden.

Alle, die den Sinn des Fastens und der einfachen und natürlichen Lebensweise erkannt haben, werden Topinambur lieben – als Blume im Garten und als (noch) nicht manipulierte Delikatesse für die Gesundheit.

Die Gemüsebouillon …

… wird jeden Tag frisch zubereitet. Sie ist salzlos – das ist wichtig für den Basenausgleich –, dafür aber mit vielen Kräutern und Gewürzen angereichert. Haferkleie und Leinsamen machen sie sämig und sind eine Wohltat für den Darm. Es gibt nichts Gemütlicheres, als am Abend nach einer langen Wanderung am Tisch zu sitzen und gemeinsam genußvoll die Suppe zu löffeln.

Wissenschaftlich bewiesen

Am 3. August 1914 war der deutsche Hilfskreuzer »Kronprinz Wilhelm« ausgelaufen und führte, ohne je einen Hafen anzulaufen, einen erfolgreichen Handelskrieg über 10 Monate hinweg. Die zwischenzeitlich benötigten Vorräte wurden auf See aus den Beständen der aufgebrachten gegnerischen Schiffe ergänzt. Die Schiffsküche verfügte somit über reichlich Konserven mit Fleisch, Fisch, Gemüse und Kondensmilch. Auch mangelte es nicht an Eiern, Wurst, Käse, Margarine, Reis, Mehl, Zucker, Kaffee und Schokolade. Doch plötzlich fingen einige Seeleute an, über Nervenschmerzen usw. zu klagen.

Nach 225 Tagen auf See, am 27. März 1915, konnten 50 Matrosen nicht mehr auf den Beinen stehen. Am 10. April waren es bereits 110. Einen Tag später steuerte die »Kronprinz Wilhelm« einen amerikanischen Hafen an, um die Besatzung in die Internierung zu schicken. Amerikanische Experten rätselten um einen unbekannten Bazillus oder Virus, der an diesem Phänomen schuld sein sollte. Ein gewisser McCann, Biochemiker und Ernährungsforscher, vermutete jedoch hinter der Symptomatik eine Mangelkrankheit, entstanden durch das Fehlen gewisser Vitamine und Mineralstoffe, wofür er vor allem die monatelange Konservenkost verantwortlich machte.

Seiner Meinung nach waren die Vitamine und basenbildenden Mineralien durch das Einkochen verlorengegangen. Und so war neben einer Avitaminose eine chronische Übersäuerung entstanden, durch die nun Mineralien aus den Geweben und Muskeln herausgelöst wurden.

McCanns Vermutung wurde durch seine Therapie bestätigt:

die Seeleute erhielten hauptsächlich Gemüsesuppen aus Kohl, Mohrrüben, roten Rüben, Spinat, Zwiebeln usw. Das Gemüse verwarf er und teilte nur die Brühe aus, also gerade das Gegenteil von dem, was damals in der zivilisierten Küche geschah. Innerhalb von 10 Tagen waren 47 Mann wieder dienstfähig. Am Ende der 3. Woche war kein Kranker mehr da.

Es ist ja bekannt, daß durch das Kochen Vitamine zerstört werden. Daß dabei aber auch zu 95% die genauso lebenswichtigen basenbildenden Bestandteile entzogen werden, wird meist nicht beachtet. Der Gemüsesud landet meist im Ausguß, und damit werden dem Körper die wichtigsten basenbildenden Bestandteile vorenthalten.

Und damit soll auch die Frage beantwortet werden: Was sind diese basenbildenden Bestandteile der Nahrung – und vor allem, in welchen Nahrungsmitteln kommen sie vor?

Als basenbildend gelten hauptsächlich die im Körper vorkommenden Elemente Natrium, Kalium, Kalzium, Magnesium, Eisen und Mangan.

Vorerst soll es genügen zu wissen, daß diese Elemente in der basenbildenden Nahrung an schwache organische bzw. anorganische Säurereste gebunden sind.

Rudolf Darmstädter

Von Säuren und Basen

Alle biologischen Zusammenhänge in der Natur stehen in einem ebenso komplexen wie labilen Gleichgewicht. Schon kleine Eingriffe oder Störungen von außen können zu einer Verschiebung dieses Gleichgewichts führen. Das kann negative Auswirkungen haben, wenn die Situation nicht rechtzeitig erkannt und korrigiert wird. Viele Krankheiten lassen sich durch die Instabilität des natürlichen Gleichgewichts im Organismus erklären. Man denke z.B. an

Asthenie (große Müdigkeit) als Folge von Schlafmangel, an Diabetes als Folge einer Störung des Zuckerstoffwechsels, an Arteriosklerose als Folge von erhöhtem Cholesteringehalt oder an Gicht oder Arthrose als Folge einer erhöhten Harnsäurekonzentration im Blut.

Der Mensch besteht aus vielen Milliarden von Zellen verschiedener Formen und Funktionen, die die einzelnen Organe bilden. Diese Zellen enthalten eine Flüssigkeit, das Zytoplasma, in der alle für das Funktionieren des Zellstoffwechsels nötigen Substanzen enthalten sind, unter anderem auch Mineralsalze, z.B. Kalium, Natrium, Kalzium oder Magnesium.

Weiter enthält die Zellflüssigkeit biochemische Substanzen, wie z.B. Zucker, Fette, Eiweiß, Vitamine und Spurenelemente. In diesen Flüssigkeiten befinden sich aber auch Schlacken als Abfallprodukte des normalen körperlichen Stoffwechsels. Diese Abfälle, wie z.B. Harnsäure, Harnstoff, Cholesterin oder Kohlensäure, müssen vom Körper entweder durch die Niere (Urin) oder durch den Darm (Kot) ausgeschieden werden, damit sie sich nicht im Körper ansammeln. Es gibt Situationen, in denen es durch das schlechte Funktionieren eines Ausscheidungsorgans zu einer starken Ansammlung von Schadstoffen im Organismus kommt. Ein Beispiel ist die Bildung von Gallensteinen, wenn die Harnsäurekonzentration im Blut zu hoch ist.

Der Säure-Basen-Haushalt im Körper spielt eine enorm wichtige Rolle für das gute Funktionieren des Organismus.

Die Säurekonzentration oder der Säuregrad der Körperflüssigkeiten ist eine wichtige Größe in der Medizin.

Beim enzymabhängigen Nahrungsabbau im Körper entstehen Säuren. Die einzige Säure in unserem Körper, die frei vorkommt, ist die Salzsäure des Magens.

Wie wehrt sich unser Körper gegen Übersäuerung?

Wird dem Körper zuviel Säure zugefügt, beginnt ein ebenso raffiniertes wie einfaches Regulationssystem zu spielen: jede überschüssige Säure wird an eine Base gebunden und damit neutralisiert. Durch diese Verbindung entsteht ein neutrales Salz, der aggressive Charakter der Säure ist verschwunden.

Dieses System hat jedoch einen Haken: Zur Neutralisation verwendet der Organismus hauptsächlich basische Mineralsalze wie Natrium, Kalium oder Magnesium, die er dem Gewebe entnimmt. Wenn man bedenkt, daß sich die Mineralsalze im organischen Gewebe, im Blut, in der Zellflüssigkeit und in den Knochen befinden, versteht man sofort, daß die andauernde und massive Übersäuerung nach und nach zu einer Demineralisation des Organismus führt. Anders ausgedrückt: Wenn dieses Regulationssystem ständig im Einsatz steht, führt das unweigerlich mit der Zeit zur Plünderung der basischen Mineralsalzreserven im Organismus.

Durch die Übersäuerung entzieht sich der Organismus seine eigenen Mineralsalze; es kommt zur Demineralisation. In dieser Situation können wir dem Körper helfen, indem wir:

- weniger säurebildende Speisen essen
- dem Körper vermehrt basische Mineralsalze zuführen.

Säurebildende Nahrungsmittel sind:

- Fleisch, Wurstwaren, Fleischextrakte, Geflügel, Fisch
- Eier und Eierprodukte
- Milchprodukte wie Joghurt, Käse, Sauermilch, Kefir usw.
- tierische Fette und Öle
- Erdnußöl, gehärtete oder raffinierte pflanzliche Öle
- Hülsenfrüchte, Erdnüsse, weiße Bohnen
- raffinierter weißer Zucker
- Brot, Teigwaren, Flocken und andere Nahrungsmittel auf der Basis von raffiniertem Getreide
- Süßigkeiten: Schokolade, Bonbons, Konfitüre, kandierte Früchte, Sirup usw.

- Ölfrüchte, Walnuß, Haselnuß usw.
- Kaffee, Tee, Wein, gesüßte Getränke, Spirituosen

Basenbildende Nahrungsmittel sind:

- grünes Gemüse, gekocht oder roh: z.B. Blattsalat, Lattich, grüne Bohnen, Kohl, Spinat usw.
- anderes Gemüse wie Sellerie, Karotten, Randen, Kartoffeln, Mais, Sojabohnen und deren Produkte, Pilze
- rohe Milch, Milchpulver, Rahm, Quark, Molke, Hefe
- Bananen, Feigen, reine, frisch gepresste Frucht- und Gemüsesäfte, Sultaninen
- Mandeln, Kastanien, Paranüsse
- reife Früchte, Dörrfrüchte (ausgenommen Aprikosen)
- basische Mineralwasser ohne Kohlensäure, Getränke auf der Basis von Mandeln, Kräutertee

Um das natürliche Säure-Basen-Gleichgewicht wieder herzustellen, haben Ernährungsforscher basische Nährsalzmischungen entwickelt. Nach dem Vorbild der Natur regenerieren sie den Säure-Basen-Haushalt im Organismus, damit keine Spätschäden wie z.B. Rheuma, Gicht und andere Zivilisationskrankheiten entstehen.

Da während des Fastens speziell viele Schlacken ausgeschieden werden, steigt die Übersäuerung noch zusätzlich an. Es ist also ratsam, eine Basenmischung nach Dr. Rauch oder Dr. Sander zu sich zu nehmen. Damit kann man Kopfweh und Übelkeit vorbeugen. Wenn Fastenkrisen bereits eingetreten sind, wird sogar ein Einlauf mit einem Teelöffel Basenpulver empfohlen.

Sauer machen auch Extremsport, Ärger, Streß, Umweltbelastungen. Selbst der Regen ist sauer!

Nicht zu vergessen: Die Nahrung ist ein wichtiger Faktor zur Erhaltung der Gesundheit, jedoch bei weitem nicht der einzige.

Meditieren beim Wandern in freier Natur

Unter Meditieren verstehe ich ein »Nachdenken«, eine innere Versenkung, bei der äußere Reize und Interessen weitgehend abgeschaltet werden. Meist entspannt man sich dabei durch eine bestimmte Körperhaltung. Die Techniken der Meditation, wie sie heute von verschiedenen Schulen gelehrt werden, gehen letztlich auf das hinduistische Yoga zurück und haben somit auch einen religiösen Bezug. Sie sind andererseits dem Autogenen Training eng verwandt, das sich von der Religion weitgehend gelöst hat. Mit allen diesen Methoden lassen sich körperliche Funktionen wie Kreislauf und Herztätigkeit beeinflussen. Vor allem aber werden innerseelische Erlebnisse hervorgerufen. Die Meditation ist also eine Form der Selbsterfahrung.

Fastenwandern schließt keine Religion aus; und es will auch keine neue Religion sein. Fasten und Wandern in der Natur hat den Effekt, daß wir die Schöpfung als Vorbild erkennen und ihr in größter Freiheit begegnen können. Der Kreislauf der Natur, alles Werden und Vergehen, steht als Symbol für unser Leben. Die Bilder und Gleichnisse, die uns die Natur präsentiert, sind großartig und von ewigem Wert. Die gleichmäßige Bewegung und der vertiefte Atem beim Laufen geben wie ein Ritual Sicherheit und führen gedanklich in die Tiefe. Der Dialog mit der Natur führt zum Schöpfer und hält auf jede Frage, die aus unserer Tiefe kommt, die einzig wahre Antwort bereit.

Ich offeriere den Teilnehmerinnen und Teilnehmern an meinen Fastenwanderungen die Freiheit, während des Wanderns auf Fragen nicht antworten zu müssen und allein, aber nicht einsam, den

Weg zu gehen. Manchmal laufen wir auch auf einer ungefährlichen Strecke eine halbe Stunde schweigend einher, so daß alle sich in die Wunder der Natur vertiefen können und mit ihnen Zwiesprache halten dürfen. Ein wunderbarer Weg im Wallis führt den »Suonen« (Wasserleitungen) entlang durch einen würzig duftenden Föhrenwald. Jeder Schritt wird vom weichen Waldboden sanft aufgefangen. Das Gurgeln und Murmeln des Wassers tönt wie ein Lockruf nach vorn. Die Sonne befreit die aromatischsten Düfte aus Blumen und Bäumen, und wenn der Wind durch die Äste streift, ertönt geheimnisvolle Orgelmusik. In dieser göttlichen Atmosphäre kann man sich kaum von äußeren oberflächlich-materiellen Reizen ablenken und beeinflussen lassen. Auch Ungeübte finden in dieser Umgebung den Zugang zu einer tiefen, erholsamen Meditation.

Das meditative Fasten

Das meditative Fasten unterstützt das Loslassen auf der seelischen Ebene. Frei vom Alltagsstreß kommen wir zur Ruhe, wenden wir uns nach innen und geben unseren Gedanken, Gefühlen, Stimmungen, Träumen, Bedürfnissen, Wünschen, Einsichten Raum und Beachtung. Beim Fasten werden wir offener und durchlässiger und suchen bewußt den Kontakt zu unseren inneren Heilkräften. Gewohnheiten und Muster sehen wir deutlicher. Grenzen kommen in Bewegung, Verspannungen und Blockaden können sich lösen. Innerlich ruhiger, leichter und klarer, können wir Schritte in Richtung Neubeginn einleiten.

Max Bircher-Benner hat uns neben seinen vielen Gedanken und Erfahrungen für unser leibliches Wohl die folgende Geschichte für unser seelisches Wohl vermacht. Er sagte dazu:

»Die Wiedergewinnung der seelischen Gesundheit bedeutet für den Arzt einen Kampf mit Dämonen. Wer ist der Stärkere, wer der Sieger? Oft mußte ich dabei der nachfolgenden Schilderung der

Abrichtung eines Hahns zum Hahnenkampfe, die Tschuang-Tse gibt, gedenken«:

»Tschi-Hsing-Tse richtete für den Fürsten Kampfhähne ab. Nach zehn Tagen fragte der Fürst, ob die Vögel bereit seien. ›Noch nicht‹, antwortete Tschi; ›sie sind noch voll Streitsucht und Übermut.‹ – Nach weiteren zehn Tagen fragte der Fürst wieder. ›Noch nicht‹, antwortete Tschi; ›noch erregt sie Stimme und Anblick anderer Hähne.‹ – Nach weiteren zehn Tagen fragte der Fürst wieder. ›Noch nicht‹, antwortete Tschi; ›noch zittert ihnen der Zorn in Leib und Augen.‹ Als aber noch zehn Tage vergingen und der Fürst wieder fragte, antwortete ihm Tschi: »Jetzt taugen sie. Andere Hähne mögen vor ihnen krähen, soviel sie wollen, sie werden es nicht beachten. Wenn du sie ansiehst, möchtest du sagen, sie seien aus Holz. Ihre Tugend ist vollendet. Fremde Hähne werden nicht wagen, sich mit ihnen zu messen. Wahrhaft siegt, wer nicht kämpft!«

Selbstbegrenzung – der einzig mögliche Weg im dritten Jahrtausend

Literatur-Nobelpreisträger Alexander Solschenizyn postulierte 1993 in einer seiner Reden die »Dringlichkeit der Selbstbegrenzung« als zentrales Thema auf der Schwelle zum neuen Jahrtausend. Er meint: Im zwanzigsten Jahrhundert wuchs die Moral der Menschen nicht so stark, wie sich viele Menschen dies am Ende des neunzehnten Jahrhunderts erträumt hatten. Und es gibt keinen Grund zu erwarten, dies werde sich nun im einundzwanzigsten Jahrhundert verbessern. Die sogenannte Dritte Welt umfaßt bald fünf Sechstel der Erdbevölkerung und ertrinkt in Armut und Elend. Sie wird zu Recht immer neue Forderungen an die reichen Länder stellen. Diese müssen einen Weg finden, diesen Forderungen zu genügen, ohne dabei sich und ihre Werte aufzugeben (Stabilität des zivilen Lebens, Freiheit des Individuums).

Es nähert sich die letzte Möglichkeit, unseren Bedürfnissen Selbstbegrenzung aufzuerlegen. Es ist schwer, uns selbst zum Opfer und zu Selbstbeschränkung zu bewegen, denn im politischen, öffentlichen und privaten Leben haben wir seit langem den goldenen Schlüssel zur Selbstbeschränkung auf den Boden des Ozeans fallen lassen. Aber Selbstbeschränkung ist der grundlegende und der weiseste Schritt für einen Menschen, der seine Freiheit erhalten hat. Sie ist auch der sicherste Weg zu ihrer Erlangung. Wir dürfen nicht warten, bis äußere Ereignisse hart auf uns drücken oder uns sogar überwältigen: Wir müssen eine versöhnliche Geste machen und lernen, durch kluge Selbstbeschränkung den unvermeidlichen Gang der Ereignisse zu akzeptieren.

Heute erscheint uns, so Solschenizyn weiter, Selbstbeschränkung *»als etwas völlig Unakzeptables, als etwas, das uns in Fesseln hält und abstößt«*. Unsere Vorfahren haben damit weniger Mühe gehabt, da sie mit viel größeren Einschränkungen lebten und weniger persönliche und berufliche Möglichkeiten besaßen.

Und dennoch: *»Nur durch freiwillige Selbstbeschränkung können wir, wenn auch mit großen Schwierigkeiten, sowohl unser ökonomisches als auch unser politisches Leben heilen.« – »Und dies hilft uns, das Bewußtsein einer ganzheitlichen und höheren Autorität über uns zurückzubringen – und das gänzlich vergessene Gefühl der Demut angesichts dieses Wesens.«*

Unser Fasten ist ein kleiner Schritt in diese Richtung und ein Experiment der Eigenverantwortlichkeit. Vielleicht ein Mosaikstein, der mit andern zusammen die Grundlage einer globalen Umstimmung bilden könnte.

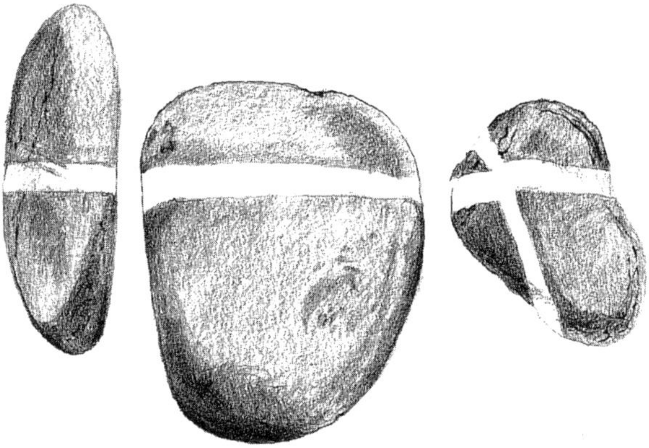

Meditation

Nimm Dir Zeit, um zu arbeiten,
es ist der Preis des Erfolges.

Nimm Dir Zeit, um nachzudenken,
es ist die Quelle der Kraft.

Nimm Dir Zeit, um zu spielen,
es ist das Geheimnis der Jugend.

Nimm Dir Zeit, um zu lesen,
es ist die Grundlage des Wissens.

Nimm Dir Zeit, um freundlich zu sein,
es ist das Tor des Glücks.

Nimm Dir Zeit,um zu träumen,
es ist der Weg zu den Sternen.

Nimm Dir Zeit, um zu lieben,
es ist die wahre Lebensfreude.

Nimm Dir Zeit, um froh zu sein,
es ist die Musik der Seele.

Träume

Trenn dich nie von deinen Träumen.
Denn wenn du aufgehört hast, dich mit
Ihnen zu beschäftigen,
wirst du existieren und nicht mehr leben.

Beim Fasten träumen wir intensiver. Wer ein Traumtagebuch führt und dabei lernt, die Botschaften seiner Träume zu verstehen und zu beachten, dem können die Träume ein Wegweiser sein.

Beim Fasten in der Gruppe haben wir die Möglichkeit, Gespräche über Träume zu führen. Viele Fastenwanderer sind auf diese Weise schon zu entscheidenden Erkenntnissen gekommen. Das Gruppengespräch bietet den Vorteil, daß wir viele verschiedene Impulse und Denkanstöße von allen Seiten bekommen. Wir werden nie Träume nach Mustern interpretieren oder gar nach einem sogenannten Traumvokabular entschlüsseln. Wir bieten lediglich Gelegenheit, über die Träume zu sprechen, und dies ist oft eine große Hilfe in persönlichen Entscheidungen. Gerade Fastenden, die auf der Suche nach neuen Lebenswegen sind, geben Träume wichtige Denkanstöße oder funktionieren gar als Wegweiser.

Wer mehr über das Träumen wissen möchte, dem empfehlen wir das Buch von Ann Faraday, *Deine Träume – Schlüssel zur Selbsterkenntnis* oder *Träume – Suchbilder der Seele* von Günther Feyler.

»Geheime Übungen«

Und nun noch zwei geheime Fastenübungen, die uns von den taoistischen Mönchen überliefert wurden und in dem Taschenbuch von Kim Tawm zu finden sind. Diese Übungen haben sich seit Jahrtausenden bewährt und können von allen Menschen, unabhängig von Alter und Beweglichkeit, praktiziert werden:

Erste Übung

Spielen Sie diese Übung sechsmal durch, wenn Sie Hunger verspüren (am besten mittags). Tragen Sie dabei keine beengende Kleidung.

Mit gekreuzten Beinen und aufrechtem Oberkörper sitzen. Die Arme vor der Brust kreuzen, wobei sich die Daumen berühren. Den Kopf leicht nach vorne neigen. Die Augen schließen, dreimal tief durch den Mund ausatmen. Den Mund schließen, wobei sich die Zähne ohne Druck berühren, die Zunge nach hinten zum Zäpfchen gebogen.

Ruhig und langsam durch die Nase einatmen. Stellen Sie sich dabei vor, daß die Luft durch die Nasenlöcher eindringt und langsam zum Nabel strömt. Die Luft durch Konzentration vom Nabel zum Steiß leiten.

Die Luft anhalten, den Anus zusammenziehen. Die angehaltene Luft durch Konzentration zum Nabel leiten, dann ausatmen.

Die zweite Übung

Ziel dieser Übung ist es, Schwächegefühle zu überwinden.

Mit aufrechtem Oberkörper und gekreuzten Beinen sitzen.

Arme gekreuzt, wobei die Daumen sich berühren. Ruhig und langsam durch die Nase einatmen, wobei man sich vorstellt, daß die Luft zum Nabel strömt und dann vom Nabel zum Steißbein. Den Atem anhalten, den Anus zusammenziehen, die Luft durch Konzentration vom Steißbein entlang der Wirbelsäule zum Scheitelpunkt leiten, dann ausatmen.

Nach Meinung chinesischer Mönche darf diese Übung nicht öfter als 108mal ausgeführt werden, wenn sie nicht von einem wahrhaftigen Meister überwacht wird. Für uns eilige Europäer gilt dieser Ratschlag sicher nicht.

Doch sollten Sie die Übungen viermal täglich anwenden: zu Mittag, um Mitternacht, bei Sonnenaufgang und bei Sonnenuntergang. Ich persönlich aber lasse mir wegen dieser Übung den gesunden Fastenschlaf mit seinen rätselvollen Träumen nicht unterbrechen.

Aus der chinesischen Medizin zwei weitere nützliche Übungen, die den Fettabbau beschleunigen:

Stellen Sie sich aufrecht an eine Wand, so daß Fersen, Gesäß, obere Rückenpartie und Kopf die Wand berühren. Während Sie durch die Nase einatmen, strecken Sie sich und ziehen möglichst stark den Bauch ein, so daß sich der Brustkorb maximal weiten kann. Lassen Sie die Arme seitlich herabhängen. Sie spüren, wie Ihre Schultern breit werden und sich gegen die Wand pressen. Atmen Sie jetzt möglichst schnell durch den Mund aus. Blasen Sie die Luft ganz aus den Lungen, drücken Sie zugleich den Bauch heraus. Wenn Sie es richtig machen, strafft sich beim Ausatmen der ganze Körper. Üben Sie dieses Ein- und Ausatmen sieben- bis zwölfmal.

Durch konsequentes Üben wird die gesamte Bauchmuskulatur

straffer und kräftiger, und die Spannkraft nimmt zu. Überflüssiges Fett, Wasser und totes Gewebe werden abgebaut. Der Bauch verschwindet.

Bei der zweiten Übung treten Sie von der Wand weg und heben die Fersen möglichst hoch, so daß Sie auf den Zehen und den Zehenballen stehen. Halten Sie den Rücken kerzengerade, und beugen Sie ganz leicht die Knie, als wollten Sie sich auf einen Stuhl setzen. Die Arme sind in einem Winkel von 45 Grad vom Körper ausgestreckt. Bleiben Sie zehn bis zwanzig Sekunden, nach Möglichkeit noch länger, in dieser Haltung, und atmen Sie dabei gleichmäßig.

Anfangs werden Sie es nicht schaffen, den Rücken geradezuhalten und die Fersen ordentlich hochzuheben. Wenn Sie jedoch fleißig üben, wird es Ihnen bald gelingen, die Fersen senkrecht und die Oberschenkel parallel zum Boden zu stellen und den Rücken geradezuhalten.

Diese Haltung kräftigt und tonisiert Oberschenkel, Waden und Knöchel. Sie stärkt die Bauchmuskeln und verbessert die Durchblutung der Beine und des Rumpfes und kräftigt den Rücken und das Nervensystem. Weiter stimuliert sie den Blasen-, Gallenblasen- und Magenmeridian. Da diese Meridiane den Beinen entlang laufen, reduziert diese Übung auch Wasseransammlungen und Übergewicht und senkt den Blutdruck. Sie sollten bei einer Sitzung stets beide Teile der Übung machen, da sie harmonisierend wirken und einander ergänzen.

Mit Akupressur gegen den knurrenden Magen (für Bewegungsmuffel)

Mit Akupressur am Ohr kann man sich selbst helfen. Diese zwei Übungen hat Stephen T. Chang in seinem *Handbuch ganzheitlicher Selbstheilung* ausführlich beschrieben und empfohlen.

Bei Hungergefühlen im Magen sind zwei Akupunkte von ganz besonderer Bedeutung. Es sind die Ohrpunkte links und rechts, »Tragus« genannt. Setzen Sie beim linken Ohr die Fingerkuppen in das Zentrum des Akupunktes, und führen Sie bei mittlerem Druck kleine, kreisende Bewegungen im Uhrzeigersinn aus – verschieben Sie nicht den Zeigefinger am Punkt, sondern nur die Haut, und zwar mit etwa zwei bis drei Bewegungen pro Sekunde. Danach verfahren Sie an der rechten Ohrmuschel ebenso. Diese beiden Akupunkte sind in bezug auf den »Magenhunger« bedeutsam. Seien Sie geduldig, falls Sie nicht sofort auf diese Punkte ansprechen; nach kurzer Gewöhnungsphase stellen Sie Magenknurren »auf Knopfdruck« ab. Üben Sie auf diese Punkte etwa zehn Sekunden lang Druck aus.

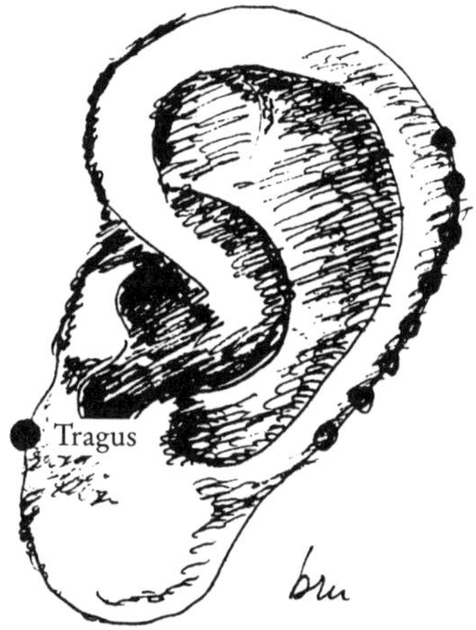

Ohrklemmen, die auf diese Punkte Druck ausüben, sind patentiert worden, obwohl man die Ohrakupunkturstellen schon seit mehr als tausend Jahren kennt …

Können wir mit Fasten das Leben verlängern?

Ich kann es nicht beweisen, aber ich bin fest davon überzeugt. Ich durfte viele Leute kennenlernen, die regelmäßig gefastet haben und die geistig und körperlich bis ins hohe Alter topfit geblieben sind. Lebenszeit und -qualität liegen bei ihnen weit über dem Durchschnitt. Aber wer wollte beweisen, daß sie ohne Fasten weniger lang gelebt hätten?

Die Tatsache, daß viele Menschen erst dann mit der Veränderung ihrer Lebensgewohnheiten beginnen, wenn sie sonst keine Möglichkeiten mehr sehen, ergibt ein verzerrtes Bild der Situation. Vergleichende Beobachtungen müßte man immer an Gesunden anstellen. Denn wenn jemand todkrank gewesen ist und sich mit alternativen Methoden gerettet hat, dann darf man nicht erwarten, daß er sich auf dem gleichen Stand befindet wie ein Gesunder, der rechtzeitig vorbeugende Maßnahmen ergriffen hat. Wissenschaftlich erwiesen ist immerhin folgendes:

Ratten oder Mäuse leben etwa 35% länger, wenn man ihnen nur 60% der Kalorien anbietet, die sie bei unbeschränkter Kalorienzufuhr zu sich nehmen. Ähnliche Studien werden zur Zeit mit Menschenaffen durchgeführt. Daten bezüglich Lebensverlängerung liegen noch nicht vor, aber es zeigt sich bereits, daß Kalorienrestriktion sich positiv auf den Blutdruck und die Regulation des Blutzuckerspiegels auswirkt.

Die wissenschaftlichen Befunde legen nahe, daß moderate Kalorienzufuhr und körperliche Bewegung sich positiv auf Gesundheit und Lebenserwartung des Menschen auswirken.

Die Nahrung sollte abwechslungsreich sein, um dem Körper Spurenelemente und Vitamine in genügendem Ausmaß anzubieten (was die Rohkost am ehesten garantiert, Anmerkung von Regi Brugger). ... *Neben der rein biochemisch-physiologischen Betrachtungsweise darf man die psychischen Aspekte der sportlichen Betätigung nicht vernachlässigen. Ob sich das Wohlgefühl, das nach einer körperlichen Belastung auftreten kann, der Abbau von Streß und die Förderung sozialer Kontakte durch Sport lebenszeitverlängernd auswirken, ist bisher nicht geklärt.*

(Christoph Richter, Professor für Biochemie an der ETH in Zürich)

Können wir mit Rohkost unser Leben verlängern?

Jeder Mensch betritt diese Welt mit einem
bestimmten, ihm zugeteilten Quantum Nahrung,
und ist diese umgesetzt, so stirbt er.

MOHAMMED

Auch dafür gibt es keine wissenschaftlichen Beweise, doch alles spricht dafür.

Weil wir von roher Nahrung nie so viel essen können wie von gekochter, reicht die Nahrung länger aus. Für einen Teller Apfelmus, den wir in ein paar Minuten verschlingen, brauchen wir beim Kochen zwei bis drei Äpfel. Ein einziger roher Apfel, langsam und genüßlich zerkaut, sättigt genauso!

Apfelmus gilt nur als kleine Beigabe zu einem Essen. Wenn wir die gleiche Menge Äpfel roh und unzerkleinert essen, kauen wir eine gute halbe Stunde, und unser Bauch ist voll. Der Sättigungsgrad von roher Kost ist, in Kalorien gemessen, viel höher als bei gekochter Nahrung. Nicht zu reden von den Vitalstoffen, die nur in rohen Äpfeln enthalten sind.

Max Bircher-Benner und Alfred Vogel, meine zwei Vorbilder punkto Ernährung, haben die Rohkost empfohlen mit der Begründung, es sei in ihnen »Sonnenenergie« gespeichert.

Die Sonne gleitet über Land, es malen,
Es zaubern hin ein Farbenspiel, die Strahlen!
Ja malen sie denn bloß? Mitnichten,
Sie müssen noch ein ander' Werk verrichten.
Sie dringen tief noch ein in jedes Leben;
Sie wollen allem Kraft und Mut und Freude geben!
Sie würzen jede Frucht und jedes Kräutlein auch
Mit jenem wunderbaren Lebenshauch,
Der selbst der Krankheit Wunden heilen kann,
Der Sonne Strahlen haben ihre Freude dran!

Doch wir, wir achten kaum das stille Walten,
Wir woll'n weit lieber nach der eignen Weisheit schalten,
Drum haben wir's so herrlich weit gebracht.
Und unserm Dasein, ach, so vieles Leid erdacht!
Indessen aber zaubern immer noch die Strahlen
Und schaffen heilsam Leben, wenn sie malen.
Sie richten sich nach göttlichen Gesetzen,
Wir Menschen aber können töricht widersetzen
Uns höh'rer Weisheit, die das beste uns ersonnen,
Die nähret uns aus heilsam frischen Lebensbronnen!

Warum denn dieses törichte Vermessen?
Warum der Strahlen Werk, des Schöpfers Lieb vergessen?
Warum zurück sich nicht bequemen,

Wenn Irrtums Walten unsre Kraft will lähmen,
Wenn Krankheit, Leid und Ungemach und Sorgen
Uns schrecken und uns ihre Schmerzen borgen?
So weise ist der Mensch, daß er nicht weiß, warum.
So weise, daß er nicht sich kümmert drum!
Wacht auf, vergesset nicht mehr, daß die Strahlen
Euch Heilung schaffen, wenn sie glühn und malen! –

Sophie Vogel

Welche Bedürfnisse hat der Mensch in bezug auf seine Energien?

Wir brauchen ungefähr
1 000 g feste Nahrung pro Tag
4 000 g Flüssigkeit
16 000 g Luft

Diese Folge potenziert sich im Verhältnis
1 zu 4 zu 16

Ohne Nahrung können wir wie folgt überleben:

ohne feste Nahrung	*aus der Erde*	während eines Monats
ohne flüssige Nahrung	*Wasser*	während einer Woche
ohne gasförmige Nahrung	*Luft*	während einiger Minuten

Wenn wir diese Verhältniszahlen betrachten, wird deutlich, daß wir beim Fasten nur auf das verzichten, wovon wir am wenigsten benötigen, nämlich das Essen. Um so mehr lebenspendendes Wasser und frische Bergluft tanken wir beim Fastenwandern.

Es ist eigentlich unverständlich, daß wir bis anhin der Luft und dem Wasser im täglichen Leben so wenig Bedeutung zugemessen haben. Ich kann es mir nur damit erklären, daß Luft und Wasser bis jetzt zur Genüge und gratis zur Verfügung standen. Doch mit dem Gefühl der Bedrohung, daß auch diese Ressourcen wegen der steigenden Umweltverschmutzung versiegen werden, erwacht auch das Bewußtsein für die heilende Wirkung des Fastens und Wanderns.

Fasten ist einfacher als Diät halten

Diät hält man in der Absicht, entweder abzunehmen oder ein Organ zu schonen. So ist Diät immer ein Verzicht auf einen Bestandteil der Nahrung, auf Fettes, Süßes und Alkohol bei Leberschädigungen, auf Kochsalz bei Nierenleiden usw.

Bei einem Konflikt zwischen Willen und Vorstellungskraft trägt immer die Vorstellungskraft den Sieg davon. Man würde einen schwerwiegenden Fehler begehen, wenn man den Menschen empfehlen würde, ihren Willen zu stärken; es ist viel wichtiger, daß sie sich um die Entwicklung ihrer Vorstellungskraft kümmern.

Emile Coué

Wenn dieser Satz Coués stimmt – und davon gehe ich aus –, so bedeutet das, daß wir diesen Konflikt möglichst vermeiden und die Vorstellungskraft in die richtige Richtung lenken und mit den richtigen Bildern versehen. Bei einer Diät oder einer Fastenkur in einer Klinik ist Ihre Vorstellungskraft unablässig mit der Nahrung beschäftigt, auf die Sie zu verzichten haben. Entsprechend groß ist die Willenskraft, die Sie aufwenden müssen – und entsprechend groß ist auch die Chance, daß Sie nicht durchhalten.

Auch beim Fastenwandern üben Sie einen Verzicht, aber einen freiwilligen. Ihr Vorstellungsvermögen wird auf das überaus wichtige Trinken gelenkt. Und Sie haben nicht die Zeit, immer an das zu denken, was Ihnen fehlt, denn sie liegen ja nicht passiv in einem Klinikbett, sondern wandern in der freien Natur.

Und da offeriert Ihnen die Natur ein überaus reiches Angebot an »geistiger Nahrung«, das Ihre ganze Aufmerksamkeit in Beschlag nimmt und Ihre ganze Person erfaßt: Beim Wandern in der Natur kommen Sie der Schöpfung, sich selbst und Gott näher.

Warum Rohkost nach dem Fasten?

Warum soll man das Fasten mit Rohkost und nicht mit gekochter oder sonstwie verarbeiteter Nahrung brechen?

- Weil der Vorgang der Verdauung auf Enzyme angewiesen ist. Diese kommen nur in der Rohkost vor, d.h. in Nahrung, die nicht über 40 °C erhitzt wurde.
- Weil Rohkost, vom Energieaufwand her gesehen, die umweltverträglichste Nahrung ist, vorausgesetzt, sie wächst am Ort, wo sie konsumiert wird.

Ein alleinerziehender Vater erzählte an einer Fastenwanderung, wie er allein zu Hause gefastet habe. Nach den ersten drei Tagen dachte er schon gar nicht mehr ans Essen, verspürte absolut keinen Hunger und fühlte sich wohl in seiner Haut. Doch als er seinem jüngsten Sohn ein Brot mit Butter bestrich und einige Scheiben Käse darauf legte, fiel ihm eine davon aus der Hand auf den Tisch. Automatisch hob er den Käse auf und schob ihn in den Mund.

Erst als er ihn schon halb verschluckt hatte, erschrak er, weil er ja damit das Fasten unabsichtlich gebrochen hatte. Er machte sich darüber zwar keine weiteren Gedanken, aber sofort überfiel ihn ein Bärenhunger, der ihn zwang, das Fasten abzubrechen und weiterzuessen.

Hätte er anstatt in ein Stück Käse in einen Apfel gebissen, wäre das nicht passiert; er wäre nach wenigen Bissen satt gewesen und hätte weiterfasten können. Aber Käse und Brot sind eben nicht Rohkost, sondern denaturierte Nahrung (also Nahrung, die gebacken, gewürzt, gekocht, verfeinert oder konserviert ist), und haben nicht den sättigenden Effekt roher Nahrung.

Das Kochen und Backen verändert die Moleküle unserer natürlichen Rohnahrung in dem Maße, daß unser Organismus Mühe hat, diese Nahrung aufzuspalten und zu verwerten. Aus den so entstandenen unverdauten Ablagerungen entstehen Schlackenstoffe, die unseren Körper belasten und zu Krankheiten führen. Wichtig dabei ist folgendes:

> Weil unser Stoffwechsel nichts mit diesen fremden Molekülen anzufangen weiß, wird der Mensch beim Essen gekochter Nahrung nie wirklich satt. Wenn wir nach dem Fasten Rohkost essen, sind wir wesentlich schneller satt und laufen auch nicht Gefahr, uns die abgespeckten Pfunde innerhalb kurzer Zeit wieder anzuessen..

Harry Schrämli schreibt im Vorwort zu einem klassischen Schweizer Kochbuch, dem Fülscher-Kochbuch: »Die ersten Kochrezepte wurden vor vielen Jahrtausenden von Idealisten zu Nutz und Frommen der Menschen niedergeschrieben. Waren sie ursprünglich diätetischer Natur, so nahmen sie doch schon frühzeitig feinschmeckerische Züge an.« Wenn gekochte Nahrung ursprünglich Diät war, so muß die normale tägliche Nahrung roh und unverarbeitet gewesen sein.

Offenbar haben Krisenzeiten die Menschen angeregt zu kochen. Unter Krisen verstehe ich zum Beispiel Zeiten, da die Menschen keine frische Nahrung fanden. Geht es uns nicht ebenso? Wenn wir altes Gemüse im Kühlschrank finden, das wir nicht wegwerfen wollen, bereiten wir es nicht als Salat zu, sondern kochen es zu Suppe. Ist dieses Gemüse auch noch nach dem Kochen wenig schmackhaft, geben wir eine fette oder würzige Sauce darüber – die

Reste sind aufgebraucht, und die Familie ist scheinbar satt. Satt jedoch nur an Leerkalorien (wie wir sie etwa mit Weißbrot oder Kristallzucker zu uns nehmen); die wertvollen Vitalstoffe sind auch mit der besten Kochkunst nicht zurückzugewinnen.

Food-Engineering ist die Weiterentwicklung des Kochens. Also nicht mehr vom Garten auf den Tisch – auch nicht über den Umweg des Kochtopfs. Was uns damit alles verlorengeht, ist im Moment noch nicht abzuschätzen. Ernährungsfehler machen sich manchmal schnell, manchmal auch erst nach Jahren bemerkbar. Bekannte Beispiele sind

- die dicken Jugendlichen, die sich von Junk-Food und Fertigprodukten ernähren und mit Pickeln übersät sind,
- die mit sich selbst Unzufriedenen, die immer wieder neue Diäten erproben mit gekochten Eiern, Reis, Steaks, Orangensaft, Kaffee, Slim-Drinks,
- Leute, die die FdH-Methode (Friß-die-Hälfte-Methode) anwenden und dabei stets hungrig und gereizt sind, weil sie die übliche gekochte, raffinierte, denaturierte Mischkost aus vielen Halbfertigprodukten zu sich nehmen.

Es ist nicht erstaunlich, daß bei keiner anderen Gelegenheit soviel über Essen, Kochen und Ernährung gesprochen wird wie bei einer Fastenwanderung. Das Fasten, nicht zu verwechseln mit dem Hungern, ist ein Innehalten und ein Neuüberdenken der alten Eßgewohnheiten. Niklaus Brantschen, der seit mehr als zehn Jahren Meditationskurse in Verbindung mit Heilfasten anbietet, schreibt in der Einleitung zu einem seiner Fastenbücher: »Wer das Essen nicht ehrt, ist des Fastens nicht wert.« Wer fastet, ist nicht ein Feind des Essens. Im Gegenteil. Ich wage zu sagen: Wer das Essen verachtet, kann das Fasten nicht lieben.

Fasten ist für Gesunde nie gefährlich, doch der Wiedereinstieg ins

»normale Leben« kann schlimme Folgen haben, wenn nicht einige Regeln beachtet werden:

- Am besten verträglich sind beim Wiedereinstieg Obst und Gemüse, roh genossen und sehr gut gekaut, und zwar immer in dieser Reihenfolge: am Morgen Obst und nach dem Mittag Gemüse in Form von Salaten (ohne Essig und Öl, denn das sind Konservierungsmittel, denken Sie an Essiggurken und Ölsardinen). Zu Salaten passen Saucen aus frischen Avocados und Zitronensaft oder Mandelpurée, angerührt mit einem feingeraffelten Apfel und gewürzt mit etwas Zitronensaft oder Meerrettich. Am Abend wird auch gedünstetes Gemüse oder eine Gemüsesuppe geschätzt und gut vertragen.
- Halten Sie sich so lange wie möglich an viel Obst und Gemüse. So vermeiden Sie einen Wiederanstieg Ihres Gewichtes. Bei reiner Rohkost sinkt Ihr Gewicht sogar auch nach dem Fasten noch kontinuierlich.
- Am schwersten verdaulich sind tierische Eiweiße. Nicht zu vergessen auch Joghurt und Quark; sie sind jedoch viel leichter verdaulich als z.B. geräucherter Fisch.

Guy-Claude Burger, ein Pionier in Ernährungsfragen (»Instincto-Theorie«), geht davon aus, daß unsere Ernährungsweise genetisch bedingt ist und daß die Anpassung an neue Eßgewohnheiten sehr langsam vor sich geht. Burger kann beweisen, daß der Mensch auch heute noch wie die freilebenden Tiere ein natürliches Sättigungsgefühl hat und auch instinktiv zu unterscheiden weiß, was gut für den Organismus ist und wieviel dieser an gesunder Nahrung braucht. Mit der Instincto-Therapie ist es möglich, nach einer kurzen Anlernzeit diesen Instinkt wieder zu aktivieren.

Tatsächlich sehen wir keine übergewichtigen wildlebenden Rehe, Hasen und Vögel. Auch »wissen« freilebende Tiere vom ersten Lebenstag an, was ihnen bekommt und was nicht. Sie wählen aus dem großen Angebot an Kräutern und Pflanzen die für sie richtigen instinktiv aus. Aus dieser Erkenntnis heraus ist nach jahrzehntelanger Forschung und Erfahrung Guy-Claude Burgers Therapie entstanden, durch die viele Menschen Heilung und Wohlbefinden erfahren durften.

Seine Idee hat mich auf Anhieb fasziniert. Einerseits weil die Erscheinung und die geistige Präsenz Burgers für seine Therapie sprechen, anderseits weil ich selbst meinen Fastenwanderern als Wiedereinstieg ins Essen nur Rohkost anbiete und dabei nur gute Erfahrungen gemacht habe.

Wenn man sich nach dem Fasten auf rohes Obst und Gemüse beschränkt, findet man – ohne sich in der Menge einschränken zu müssen – in kurzer Zeit zu seinem Idealgewicht und zu blendender Gesundheit zurück.

Für mich ist die Rohkost zu einer Garantie geworden, daß es meinen Teilnehmern nach dem Fastenbrechen gutgeht, daß sie wieder mit vollem Bauch gut schlafen können und daß ihre Verdauung sofort wieder in Schwung kommt.

Hinter vorgehaltener Hand habe ich schon mehrmals gehört, daß nach dem Genuß – ich betone ausdrücklich: Genuß – des Rohkostbuffets Unmengen stinkender alter Kot weggegangen sind. Das besagt erstens, daß es sehr lange geht, bis unser Darm leer ist, und zweitens, daß Rohkost eine reinigende Wirkung hat.

Wenn ich jedoch das Wort Rohkost unter die Leute bringe, kommen immer gleich heftige Einwände wegen der vermeintlichen Unverdaulichkeit von z.B. Peperoni und Kohlarten, wegen der Blähungen etc. Die Schwierigkeit liegt unter anderem in der Tatsache, daß wir nicht mehr genügend oft kauen (30mal jeden Bissen!) und deswegen zum Essen trinken müssen (um die unzerkauten Brocken herunterzuschwemmen). Da sie kaum kauen, fließt bei vielen Menschen kaum Speichel; und das ist wohl der Grund dafür, daß fast immer beim Essen nach Getränken verlangt wird.

Bei einem wundervoll hergerichteten Rohkostbüffet in allen verlockenden Formen und Farben – die Farben von rohem Gemüse sind viel intensiver als die von gekochtem; die mundgerechten Stücke sind so geschnitten, daß die herrlichen Strukturen der Gemüse erhalten bleiben und schön zur Geltung kommen – muß doch jedem Genießer das Wasser im Munde zusammenlaufen. Nicht auszuschließen ist allerdings, daß man sich auch für das schönste Gemüsebuffet zuwenig Zeit nimmt, aus Zeitgründen zuwenig kaut oder mit dem Tischnachbarn zu viel schwatzt und dabei Luft schluckt mit dem Resultat, daß uns später auch die Rohkost auf dem Magen liegt. Biologisch gewachsene rohe, gesunde und frische Gemüse haben noch nie jemandem Beschwerden verursacht. Alles, was bei uns wächst, außer Kartoffeln und Bohnen, kann roh genossen werden. Haben Sie schon einmal rohen Spargel probiert? Das ist eine ganz besondere Delikatesse!

Ein weiterer Grund für Verdauungsbeschwerden ist oft die Vermischung von vielerlei Früchten und Gemüsen. Bei gemischten Salaten, Säften, Obstsalaten und »Supermarkt«-Rohkost wird der Instinkt ausgeknipst; eine Rohkost, die nicht dem Instinkt folgt, führt automatisch zu Unpäßlichkeiten (zum Beispiel durch Überlastung des Organismus) und hat unter Umständen sogar katastrophalere Auswirkungen zur Folge als gekochte Kost. Mit instinktiv ausgewählter Rohkost treten diese Probleme jedoch nicht auf.

Auch entsteht bei der Instincto-Ernährung niemals das Bedürfnis, zum Essen zu trinken.

Fasten ist bekanntlich nicht gefährlich – aber der Wiedereinstieg ins Essen kann tödlich sein, wenn man diese Regeln nicht beachtet. So ist z.B. unser Verdauungsapparat nach dem Fasten absolut nicht auf tierisches Eiweiß eingestellt. Christoph Michl hat uns erzählt, daß er einst nach dem Fasten einen geräucherten Fisch gegessen habe, den ihm seine Mutter zum Willkomm zu Hause anbot. Dieser Fisch habe ihn wochenlang geplagt. Der Grund dafür ist leicht einzusehen: Geräucherter Fisch ist konserviertes tierisches Eiweiß – und dieses erträgt unser Magen nach dem Fasten nicht.

Was wir Fortschritt nennen, ist der Tausch
eines Mißstandes gegen einen anderen.
HENRY HAVELOCK ELLIS

Der Ernährungsberater Stephen Janetzko, enger Assistent und langjähriger Mitarbeiter Burgers – er betreut übrigens Fastenwanderungen in Deutschland (siehe Anhang S. 149) –, teilte mir auf meine Anfrage hin folgendes mit: »Schon der Chemiker Louis-Camille Maillard (1878–1936) hat 1917 bewiesen, daß Hitzebehandlung die chemischen Eigenschaften der Lebensmittel soweit verändern kann, daß sie nicht nur toxisch (giftig), sondern auch karzinogen (krebserregend) und sogar mutagen (erbgutverändernd) wirken. Wir müssen uns darüber im klaren sein, daß die instinktive Regulation zudem nur mit natürlicher Nahrung 100%ig exakt funktionieren kann, eben mit rohen, unbehandelten Lebensmitteln, für die unser Organismus genetisch geschaffen wurde. Gekochte Mahlzeiten schalten schnell die körpereigenen Mechanismen aus; daher essen wir viel zuviel davon. Die Wissenschaft tappt aus genau diesem Grund auch auf diesem Gebiet völlig im dunkeln, denn außer in den Studien Guy-Claude Burgers werden heute alle Forschungen – egal in welcher Disziplin – zwangsläufig mit Personen durchgeführt, die Gekochtes essen.

Sogar mit der normalen »Rohkost«, die sich jeder aus dem konventionellen Angebot des Naturkosthandels zusammenstellen kann, gibt es heute Probleme für den Ernährungsinstinkt: Auch Bio- und Reformhausware erfährt nämlich Hitzebehandlungen, Kälteschocks, Begasungen usw., die den Lebensmitteln nicht anzusehen sind, aber sie doch soweit verändern, daß man sie nicht mehr als roh bezeichnen kann.

Das beste Fleisch … ist das Fruchtfleisch!

Burger erkannte dieses Problem schon vor Jahren und begründete mit der *Orkos Diffusion* einen weltweit wohl einmaligen, nicht kommerziell ausgerichteten Versandservice, der seine Kunden in der Schweiz, Deutschland und Frankreich mit für die Instincto-Therapie geeigneten Früchten und Trockenprodukten aus aller Welt beliefert (siehe Anhang). Hier finden Sie eine Auswahl an Landesfrüchten, tropischen Produkten, Gemüsen, getrockneten Früchten, Cassia, Datteln, Honigen, Pollen, Ölfrüchten, Oliven, Algen, Keimsaaten, Fischen, Meeresfrüchten, Eiern und Fleisch, die ihresgleichen sucht. Zum Beispiel haben die dort erhältlichen über 20 Dattelsorten alle ihr ganz eigenes Bouquet und sind mit der Ware im Bioladen überhaupt nicht zu vergleichen. Vor allem versetzen einen viele Orkos-Waren in die vorteilhafte Lage, durch Geschmacksvergleiche mit Lebensmitteln vor Ort andere wirklich gute Produkte auf dem heimischen Markt zu finden.

Korrekt eingesetzt, zeigt Ihnen der Ernährungsinstinkt den kürzesten Weg zur individuell ausgewogenen Ernährung. Am besten sollte daher auf jegliche »Kunstgriffe« verzichtet werden, die die Geschmackseigenschaften sowie die biochemischen Gegebenheiten der Lebensmittel verändern. Die instinktive Ernährung fordert im Idealfall den Verzicht auf jegliche Veränderung von Nahrung, also auf

a) mechanische Veränderung (z.B. gemischte Salate, Würzen, gepreßte Säfte)
b) thermische Veränderung (z.B. durch Kochen, Heißlufttrocknen oder Gefrieren)
c) Veränderung durch Selektion (z.B. Weizengluten, überzüchtetes Fleisch)

sowie den Verzicht auf:

d) Milch oder Milchprodukte

e) auf Nahrungsmittel, die mit Chemikalien behandelt worden sind: z.B. Düngemittel, Pestizide, Fungizide, Herbizide, Additive, Medikamente uam.
f) selbstverständlich gehören auch gentechnisch veränderte Lebensmittel zu den verbotenen »Gemüsen«.

Warum ist dieser Verzicht notwendig? Die menschliche Erbmasse entstand vor etwa 16 Mio. Jahren. All die obgenannten Veränderungen an Lebensmitteln sind aber erst seit relativ kurzer Zeit möglich:

- So gibt es erst seit etwa 2 Mio. Jahren Werkzeuge.
- Das Feuer wird zwar schon seit ca. 700 000 Jahren genutzt, zum Kochen wahrscheinlich allerdings erst in jüngerer Zeit.
- Mit dem Ackerbau wurden Brot und Getreide zum wichtigen Bestandteil der menschlichen Ernährung.
- Der Mensch wurde vor vielleicht 8000 Jahren zur ersten »Tierart«, die nach der Entwöhnung von der Mutterbrust noch Milch und Milchprodukte trinkt und ißt.
- In unserem Jahrhundert lassen wir uns immer unnatürlichere Behandlungen zur Ertragssteigerung einfallen: Behandlung mit Kunstdünger, Chmikalien, Bestrahlungen, Genmanipulationen usf.

Gemessen an den Jahrmillionen, die seit der Bildung der Erbmasse vergangen sind – alles Erfindungen neueren Datums, so daß man die Frage stellen muß, ob sich der Mensch diesen Neuerungen wirklich angepaßt hat und seinen instinktiven Empfindungen trauen kann.

Die Schimpansen, die sich mit den Gorillas vor ungefähr 7 Mio. Jahren vom Stammbaum der Menschen abspalteten, unterscheiden sich in der Erbmasse vom Menschen nur minim. Daraus ergibt sich die Frage: Ist der Mensch wirklich an die heutige Ernährungsweise angepaßt oder liegt ihm die ursprüngliche näher, wie Guy-Claude Burger vorschlägt?

Drei Auswahlkriterien sollten in dieser Reihenfolge also über unsere Nahrung entscheiden:

1. Naturbelassenheit
2. Geruch
3. Geschmack

Die Entscheidung nach dem Geschmack ist nach Burger die am wenigsten effiziente. Die Zunge, unser eigentliches Geschmacksorgan, hat nämlich lediglich fünf Varianten der Unterscheidung: süß, sauer, bitter, salzig und »umami« (japanisch für: köstlich, lekker). Viel differenzierter als unsere Zunge analysiert unsere Nase. Sie ist in der Lage, 10000 verschiedene Gerüche und Düfte zu unterscheiden. Unser Geruchssinn hat das längste Gedächtnis, wird aber durch ständige intensive Wiederholungen abgestumpft. Gerüche können zum Beispiel endlose Filme mit Kindheitserinnerungen hervorrufen; andererseits verliert ein Parfum, das eine Dame ständig trägt, seinen Reiz.

Auch das Auge ißt mit und entscheidet, ob das Essen appetitlich ist. »Mit der Farbe eines Nahrungsmittels verbinden wir bestimmte geschmackliche Vorstellungen und Qualitätsbegriffe wie Frische und Geschmack. Ein blau gefärbtes Brötchen verlockt kaum zum Reinbeißen. Auch Gehör und Tastsinn sind beim Essen mitbeteiligt. Deshalb wurde im Nestlé-Forschungszentrum lange nach der richtigen Waffel für Kitkat geforscht, die beim Reinbeißen so schön und auch hörbar knusprig knackt«, gesteht selbst der Nestlé-Pressedienst. Weiter wird in diesem Bericht verraten, daß sage und schreibe 700 Aromastoffe und Geschmacksträger dem löslichen Nescafé seine »eigenständige und harmonische« Note verleihen. Wie kann unser Instinkt mit 700 Komponenten in einer einzigen

Tasse Kaffee fertig werden? Dabei haben wir den Zucker und die Milch oder den Kaffeerahm noch nicht dazugezählt. Ganz zu schweigen von der Schwarzwäldertorte, die den Kaffee begleitet ...

Und doch – oder gerade deswegen – ist Nescafé ein weltumspannendes Getränk geworden. Seine Zwillingsschwester ist wohl Coca-Cola, deren Rezept wohlweislich geheimgehalten wird ... die erste Formel, vor vielen Jahrzehnten entwickelt, enthielt jedenfalls noch Kokain!

> *An den Tischen des Lebens wird man dick,*
> *aber nie satt.*
>
> *Oskar Kunz* (nach dem *Guiness-Buch der Rekorde* »Weltmeister im Fasten«)

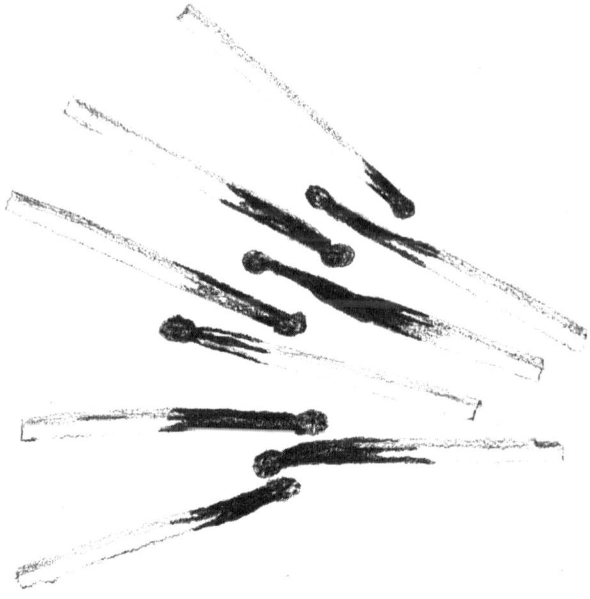

Eine neue Einstellung zum Essen dank NLP

Fasten ist der Einstieg in vernünftigere Eßgewohnheiten. Schlechte Gewohnheiten wie ein Übermaß an Kaffee oder Süßigkeiten können abgebaut werden, weil Fasten einen sensibler macht. Der Instinkt für das, was der Körper wirklich braucht, wird wieder geweckt..

Nach einer Woche Fasten schmeckt eine Schokolade süßer, manchmal zu süß, als daß man davon zuviel essen könnte. Das Rauchen widersteht einem meist schon während des Fastens, und danach kommt oft gar keine Lust darauf mehr auf. Wer vor dem Fasten fünf Tassen Kaffee täglich konsumiert hat, wird nach dem Fasten höchstens noch Lust auf zwei, drei Tassen haben. Auch ist uns der übliche Kaffee danach meist zu stark.

Das Erlebnis, daß es über zwei bis drei Wochen auch ohne Essen geht, gibt den Anstoß, sich auch von anderen Zwängen des Alltages zu lösen. Die mit dem Essen verbundenen zeitraubenden Tätigkeiten Einkaufen, Kochen, Abwaschen, Aufräumen fallen beim Fasten zu einem großen Teil weg. Die so gewonnene Zeit kann für Neues verwendet werden. Wenn wir dem Essen gegenüber eine neue Einstellung gewinnen, können wir unsere Eß- und Figurprobleme lösen und die dadurch gewonnenen Energien für konstruktivere Aufgaben einsetzen. Dabei kann uns das NLP (Neurolinguistisches Programmieren) helfen. NLP kommt aus den USA. Mitte der 70er Jahre erforschten an der University of Santa Cruz, California, der Informatiker Richard Bandler und der

Sprachwissenschaftler John Grinder, welchen Einfluß das Nervensystem, die Sprache und unsere Erfahrungen auf unsere Prägung (Programmierung) und damit auf unser Verhalten haben:

- das Nervensystem reguliert unsere Körperfunktionen
- unsere Sprache ist Ausdruck unseres Modells der Welt und bestimmt, wie wir anderen Menschen begegnen und mit ihnen kommunizieren.

Programmieren bedeutet, daß eingeschliffene negative, schwächende Denkschemata durch neue, positive, stärkende ersetzt werden. Denn: Gesundheit und Schlankheit beginnen im Kopf, genauso wie jedes Haus, das Sie bauen möchten, zuerst in Ihrer Vorstellung existiert. Wenn Sie schlank werden wollen, machen Sie sich ein möglichst plastisches Bild davon, wie Sie aussehen, wenn Sie schlank sind. Dazu brauchen Sie Ihr Vorstellungsvermögen.

> *Stehen Willenskraft und Vorstellungsvermögen im Widerspruch, so siegt letztlich das Vorstellungsvermögen.*
>
> EMIL COUÉ*

Beim Neurolinguistischen Programmieren geht es um das Ersetzen von negativen Bildern durch positive. Die Methode ist erprobt; mit NLP werden Sportlerinnen getrimmt, Verkäufer geschult, Managerinnen angespornt. NLP hilft, Angstzustände oder Depressionen zu überwinden, sich vom Rauchen oder Trinken zu lösen, es hilft beim Fasten und danach, wenn es darum geht, neue und bessere Eßgewohnheiten einzugehen.

Ich habe NLP schon in meinen Kursen im Managementbereich verwendet; jetzt bin ich wieder darauf gestoßen, und es hat mir

* Emil Coués Buch *Autosuggestion* ist im Oesch Verlag Zürich erschienen.

gezeigt und in Erinnerung gerufen, wie wertvoll eine Ausrichtung im Glauben an das Gute im Leben ist. Ich könnte beinahe sagen, ich sei durch das Studium von NLP gläubiger geworden.

Zuerst einmal müssen wir ein klares Bild von uns und unseren Zielen haben. Wir müssen uns fragen, was die Realisierung der Ziele für uns und unsere Umgebung bedeutet. Kann die Umgebung, in der ich lebe, mich als schlanken, gesunden, frohen und ausgeglichenen Menschen ertragen? Bin ich bereit, die volle Selbstverantwortung zu übernehmen und die Konsequenzen für mein Handeln zu tragen? Erst wenn ich diese Fragen ohne Ein- und Vorwände beantworten kann, beginne ich in kleinen Schritten mit der Veränderung meiner Lebensgewohnheiten. Also zum Beispiel: nur zu essen, wenn ich Hunger habe, und zu spüren, was und wieviel mein Körper für sein Wohlbefinden braucht.

Marianne Oberholzer, NLP-Therapeutin, sagt zu ihren Klienten: »Wenn du Lust hast zu essen, obwohl du weißt, daß du keinen Hunger hast, frage aufmerksam nach. Wenn du dann essen willst, so iß, aber mit gutem Gefühl und offenem Herzen. Vermeide das Gefühl, etwas Verbotenes zu tun, sonst wirst du immer mehr essen wollen.«

Die verschiedenen Ebenen des Lebens zu spüren und die Probleme auf der jeweils richtigen Ebene zu lösen ist ein großer Schritt vorwärts: Wenn ich eine Störung auf der Ebene der Sicherheit, der Liebe oder der Leistung mit mir herumtrage, bringt es nichts, meinen Körper durch Torten zu befriedigen. Die Störung bleibt, und ich schaffe mir ein zusätzliches Problem, indem ich dick werde.

NLP kann uns mit praktischen und sinnlichen Übungen dabei helfen, das neue Verhalten zu lernen, bis sich die neuen inneren Bilder und angestrebten Verhaltensweisen eingestellt haben und ihre Wirkung entfalten. Als Unterstützung werden oft positive Erinnerungen, sogenannte Anker, eingesetzt (Musik, Gerüche, Farben und Formen, die man liebt). So kann eine bestimmte Melodie oder ein Lieblingsparfum die positiven Gefühle verstärken. Und selbst während des Fastenwanderns kann uns NLP helfen, eine kleine Krise schnell zu überwinden. Nach und nach ändert sich die innere Landschaft, wir verabschieden das Repertoire an negativen Glaubenssätzen und betreten als »neue Menschen« die Welt.

Von der Verwandlung

Ein Strom wollte durch die Wüste zum Meer. Doch so schnell er auch fließen mochte, seine Wasser wurden vom Sand aufgesogen und verschwanden. Da hörte er eine Stimme, die aus der Wüste kam und sagte:

»Der Wind durchquert die Wüste, und der Strom kann es auch. Du mußt dem Wind erlauben, dich zu deinem Bestimmungort hinüberzutragen.«

»Aber wie soll das zugehen?«

»Indem du dich von ihm aufnehmen läßt.«

»Aber kann ich nicht derselbe Fluß bleiben, der ich jetzt bin?«

»In keinem Fall kannst du bleiben,was du bist«, flüsterte die geheimnisvolle Stimme. »Was wahrhaft wesentlich an dir ist, wird fortgetragen und bildet wieder einen Strom.«

Und der Fluß ließ seinen Dunst aufsteigen in die Arme des Windes, der ihn willkommen hieß, sachte und leicht aufwärts trug und ihn, sobald sie den Gipfel des Gebirges erreicht hatten, wieder sanft herabfallen ließ. Schöner und frischer als je zuvor.

(Eine alte Erzählung der Sufimeister)

Mit Genuß zu essen ist gesünder …
… als mit Klage zu fasten

Peter Horton

Ich arbeitete am Manuskript dieses Buches, als das Telefon klingelt. Es war meine über 90jährige Freundin.

»Was machst du?«

»Ich schreibe an einem Buch.«

»Was für ein Buch soll das werden?«

»Ein Buch über Fastenwandern.«

»Über Fastenwandern, wirklich? Kann man denn übers Fasten ein Buch schreiben? Was gibt es denn da zu schreiben? Ich glaube, wenn du fertig bist, dann wirst du einen furchtbaren Hunger haben!«

Meine Freundin ist nicht dank des Fastens so alt geworden. Sie hat immer gut gekocht und gern gegessen (was das Fasten ja auch nicht ausschließt – ganz im Gegenteil!). Sie hat vor allem mit Liebe gekocht und mit Genuß gegessen.

Ich habe bei ihr die feinsten Gerichte kennengelernt und von ihr die besten Rezepte bekommen. Ein unvergeßlicher Traum war ihr selbstgemachtes Fürst-Pückler-Eis im Sommer!

Noch mit 80 Jahren kochte sie sich jeden Tag etwas Feines. Sie legte sich ein buntes handbedrucktes Tischset bereit und richtete den Teller schön zurecht, dazu wurde ein Glas vom besten Wein getrunken und zum Abschluß ein paar Baumnüsse gegessen.

Obwohl sie sehr reich war, ließ sie keinen Apfel verfaulen. Aus Fallobst preßte sie Saft. Ihre Dankbarkeit der Natur und allem Leben gegenüber beeindruckt mich tief. Heute noch, im Alter von weit über 90 Jahren und von manchen Beschwerden geplagt, ist ihre Maxime: Das Alter ist schwer zu ertragen, doch jeden Tag werde ich reich beschenkt. Und dafür bin ich dankbar.

Nie höre ich sie klagen. Wenn der Geist stimmt, dann ist alles andere nebensächlich. »Wenn ihr im Glauben seid, dann könnt ihr Götzenopferfleisch essen.«

Hier meine Definition von Weisheit: »Weisheit ist, sich nicht mehr mit der Wissenschaft von Vitaminen und Mineralstoffen, mit dem Sauerstoffgehalt der Luft herumschlagen zu müssen – sondern zu leben, zu genießen und dankbar zu sein!«

»Natürlich bedeuten 7 Tage Fasten einen spürbaren Eingriff, eine Art ›unblutige Operation‹, denn die 3 bis 10 Kilo, die sich einfach in Luft auflösen, sind hart erarbeitet. Man braucht nur 5 Kilo in die Hand zu nehmen, dann weiß man es! Man erfährt aber auch, was man dem Körper zumutet, der dieses Gewicht täglich mit sich herumschleppen muß.«

R. B.

»Den einen fiel es leichter, den anderen etwas schwerer, denn bei vielen kam ja auch noch der plötzliche Entzug von Alkohol, Kaffee und Nikotin dazu. Und gerade dieser Umstand hat mich überzeugt: Ich bemerkte Raucher, denen es überhaupt nicht schwerfiel, auf die Zigarette zu verzichten, nachdem sie zwei Tage gefastet hatten.«

P. St.

Es begegneten mir keine griesgrämigen Gesichter, keine mürrischen alten Damen und keine ›dicken Säcke‹, sondern eine Gruppe von gutgelaunten, aber entschlossenen Menschen, die etwas für ihre Gesundheit tun wollen. Dabei machten sie gleichzeitig eine Selbsterfahrung, die viele begeisterte und zu Wiederholungen anregte.«

E. St.

»Die lächerlichen Geschichten, die jeweils von Fastenkuren erzählt werden, von Spaziergängen in nahegelegene Kneipen – sie fanden nicht statt. Von Anfang an herrschte ein Geist, der solche Peinlichkeiten unmöglich machte.«

P. S.

Wer Fastenwandern will, sollte Körper und Persönlichkeit ganzheitlich sehen. Er oder sie muß wissen, daß Fasten und Wandern Folgen haben, auch seelische und geistige; es geht nicht nur darum, den Körper zu entschlacken und von überflüssigem Fett zu befreien – auch die Psyche muß Ballast abwerfen. Wer auch nur ein wenig nach innen zu horchen versteht, wird das schnell herausfinden und großen Nutzen daraus ziehen.

Um das Fasten und um Fastenwanderungen ranken sich viele falsche Vorstellungen. Unter anderen die, daß man für fast keine Nahrung teures Geld ausgeben müsse. Dabei wird vergessen, daß die Nahrung den kleinsten Kostenpunkt eines Kurbetriebes darstellt. Was zählt, ist eine auf reicher Erfahrung beruhende Fastenführung mit einem auf das Fasten folgenden vitalstoffreichen Wiederaufbau.

Das Wohlbefinden und die körperlich-geistige Umstellung und Erholung, die eine richtig durchgeführte Fastenkur mit sich bringt, sind eine Ausgabe wert. Krankheiten kosten viel mehr!

Nochmals das Wichtigste in Kürze

Fasten, Fastenwandern ist der Königsweg für Menschen, die ihre Mitte finden und lernen wollen, auf ihre innere Stimme zu hören.

Die Entscheidung zu fasten, ist unsere eigene Entscheidung. Niemand kann sie uns abnehmen. Sie muß aus Freude und Überzeugung fallen. Bis es soweit ist, kann es Monate, oft sogar Jahre dauern.

Fasten und Wandern ist eine ideale Kombination, weil wir beim Wandern in gesunder Bergluft tiefer atmen und mehr Sauerstoff tanken können. Der Sauerstoff ist hauptverantwortlich für die Verbrennung von Schlacken. Ein tiefe Atmung und viel Bewegung sind Garanten für unser Wohlbefinden.

Leistungskontrolle und (gegenseitiger) Leistungsdruck gehören nicht zum Fasten. Fasten heißt, auch in diesem Bereich loszulassen, wegzukommen von Gewinn- und Leistungsdenken: alles der Natur zu überlassen, geschehen zu lassen und sich am Augenblick erfreuen.

Fasten ist gut für Gesunde und Kranke zwischen 20 und 80 Jahren. Doch gibt es einige wenige Krankheiten, bei denen Fasten nicht angezeigt ist. Kranke sollen deshalb unter ärztlicher Anleitung und Aufsicht fasten. Auch gesunde Erstfaster beginnen mit Gewinn in einer Gruppe unter fachkundiger Leitung. Fastenerfahrene können allein zu Hause bis zu drei Wochen fasten. Doch sollten sie dabei

Streßsituationen (wie Auftritte in der Öffentlichkeit, Sitzungen, hektische Reisen, gehäufte Termine) meiden und sich viel Bewegung an frischer Luft gönnen.

Je höher der Aufwand an Willenskraft, desto schwerer läßt sich ein Ziel erreichen!

Fastende befreien sich mit dem *freiwilligen* Verzicht auf das Essen von Alltagszwängen. Fasten hat nichts mit Entbehrung zu tun. Fastende machen die stille und einsame Erfahrung, daß der Mensch nicht nur vom Brot allein lebt.

Hungerstreikende dagegen machen durch Fasten ihr Leiden öffentlich und verstärken es, um auf diese Weise Druck auszuüben.

Zwingt man sich oder läßt man sich durch Druck zum Fastenwandern zwingen, wird der Verzicht spätestens nach dem Fasten in einen wahren Heißhunger ausarten, oder es kommt bereits während des Fastens zu Frustration. Mit dem freiwilligen Entscheid zum Fasten geht man bewußt das Risiko dieser Frustration ein, strebt aber gleichzeitig nach einer höheren Entwicklungsstufe, die

Vielen Menschen gelingt es, allein zu Hause zu fasten. Aber nur wenigen gelingt es, ganz alleine während der Fastenzeit ausgedehnte Wanderungen, gar leichte Bergtouren (im Alleingang immer mit Risiken verbunden!) oder auch nur die tägliche Stunde Gymnastik im Freien zu machen, um die Batterien wieder aufzuladen. In der Gruppe gelingt dies (fast) allen – die Gruppendynamik, das Gemeinschaftsgefühl und die Sicherheit, die in der Gruppe gewährleistet sind, ermöglichen es. Häufig begegne ich »Wiederholungstätern«, die die Geborgenheit in einer Gruppe einfach schätzen.

es einem erleichtert, die Frustration auf sich zu nehmen und mit ihr richtig umzugehen. Fastenwandern in der Gruppe fördert die Freude am freiwilligen Verzicht gewaltig!

Wasser oder Tee in ausreichenden Mengen gehören bei Wanderungen zum Pflichtproviant. Drei Liter Flüssigkeit täglich!

Weil wir von roher Nahrung nie so viel essen können wie von gekochter, reicht die Nahrung länger aus. Für einen Teller Apfelmus, den wir in ein paar Minuten verschlingen, brauchen wir beim Kochen zwei bis drei Äpfel. Diesselbe Sättigung erzielen wir mit *einem* Apfel, den wir langsm und genüßlich kauen!

Wenn wir die Verhältniszahlen von Luft, Wasser und Nahrung (s. S. 116) betrachten, wird deutlich, daß wir beim Fasten nur auf das verzichten, wovon wir am wenigsten benötigen, auf das Essen! Um so mehr lebenspendendes Wasser und frische Bergluft tanken wir beim Fastenwandern.

Auch beim Fastenwandern üben Sie einen Verzicht, aber einen freiwilligen. Ihr Vorstellungsvermögen wird auf das überaus wichtige Trinken gelenkt. Und Sie haben nicht die Zeit, immer an das zu denken, was Ihnen fehlt, denn Sie liegen ja nicht passiv in einem Klinikbett, sondern wandern in der freien Natur. Für Ablenkung ist gesorgt.

Weil unser Stoffwechsel nichts mit diesen fremden Molekülen anzufangen weiß, wird der Mensch beim Essen gekochter Nahrung nie wirklich satt. Wenn wir nach dem Fasten Rohkost essen, sind wir wesentlich schneller satt und laufen auch nicht Gefahr, uns die abgespeckten Pfunde innert kurzer Zeit wieder anzuessen.

Wer sich nach dem Fasten auf rohes Obst und Gemüse beschränkt, findet – ohne sich in der Menge einschränken zu müssen – in kurzer Zeit zu seinem Idealgewicht und zu blendender Gesundheit zurück.

Fasten ist der Einstieg in vernünftigere Eßgewohnheiten. Schlechte Gewohnheiten wie ein Übermaß an Kaffee oder Süßigkeiten können überwunden werden, weil Fasten einen sensibler macht. Der Instinkt für das, was der Körper wirklich braucht, wird wieder geweckt.

Wer Fastenwandern will, sollte Körper und Persönlichkeit ganzheitlich sehen. Er oder sie muß wissen, daß Fasten Folgen hat, auch seelische und geistige; es geht nicht nur darum, den Körper zu entschlacken und von überflüssigem Fett zu befreien – auch die Psyche muß Ballast abwerfen. Wer auch nur ein wenig nach innen zu horchen versteht, wird das schnell herausfinden und großen Nutzen daraus ziehen.

Checklisten

Ausrüstung: Was brauche ich für meine Fastenwanderung?

- Wanderschuhe, knöchelhoch und »eingewandert« (Vorsicht: Blasen!), mit Profilsohle

- Sachgerechte und strapazierfähige Kleidung, möglichst aus natürlichen Materialien

- Wandersocken aus Schurwolle

- Sonnencrème (für Wanderungen im Gebirge: mindestens Schutzfaktor 12, besser höherer Schutzfaktor!)

- Kleinrucksack (für die Tagestouren), möglichst mit Rückenpolster und Bauchgurt

- Regenschutz mit Kapuze

- Badekleidung

- Sonnenbrille

- Thermosflasche/Wasserflasche

- Genügend Ersatzwäsche zum Wechseln

- Hausschuhe/Turnschuhe
- Pullover
- Wärmeflasche (für Leberwickel)
- Mütze/Sonnenschutz
- Handschuhe
- zwei Teleskopstöcke, um beim Wandern bergab die Knie zu schonen

Gesundheits-Checkliste

- Bin ich überreizt, nervös und gestreßt? ☐ Ja ☐ Nein

- Habe ich ernsthafte körperliche Beschwerden? ☐ Ja ☐ Nein

- Bin ich rekonvaleszent und/oder körperlich oder psychisch erschöpft? ☐ Ja ☐ Nein

- Habe ich starkes Übergewicht? ☐ Ja ☐ Nein

- Rauche ich im Übermaß? ☐ Ja ☐ Nein

- Benötige ich täglich Medikamente? ☐ Ja ☐ Nein

Falls Sie eine dieser Fragen mit *Ja* beantworten, empfiehlt es sich, vor Antritt der Fastenwanderung einen fastenerfahrenen Arzt aufzusuchen.

Die ideale Vorbereitung meiner Fastenwanderwoche

(ein bis zwei Wochen vor der Fastenwanderung):

- Bin ich bereit, physisch und psychisch? Ist ein Arztbesuch notwendig?

- Wenig Fleisch und Süßigkeiten essen, dafür mehr Obst und Gemüse.

- Alkohol-, Kaffeegenuß und Nikotinverbrauch reduzieren oder ganz absetzen. Zum Ausgleich trinke ich mehr Wasser und Kräutertee als üblich.

- Auf das Abschiedsfestmahl verzichte ich!

- Täglich acht bis zehn Stunden Schlaf (auch Vormitternachtsschlaf)!

- Täglich mache ich einen Spaziergang.

- Alltagssorgen loslassen.

So, nun bin ich bereit, die Eingewöhnung fällt mir leicht.
Ich freue mich auf meine Fastenwanderung!

Nach der Fastenwanderung

- Ich lasse mir Zeit, schiebe den Alltag noch etwas hinaus.

- Ich nehme mir vor, meinen Magen nie mehr zu überfüllen.

- Kaffee, Nikotin, Alkohol genieße ich – wenn überhaupt – in kleinen Dosen.

- Von jetzt an esse ich bewußter und genieße jeden Bissen, indem ich ihn lange kaue. Generell esse ich mehr Früchte und Gemüse, dafür weniger Fleisch.

- Mehr Rohkost

- Jeden Tag nehme ich mir die Zeit für einen Spaziergang.

- Täglich schlafe ich mindestens meine acht Stunden

und:

Ich freue mich jetzt schon auf meine nächste Fastenwanderung!

Stretching*

Stretch- und Kraftübungen für die Beweglichkeit und Kraft des ganzen Körpers mit Schwerpunkt auf der Wadenmuskulatur (4 Min.).

- Vor jeder Übung vorsichtig dehnen
- Dehnung bewußt wahrnehmen
- Dehnung halten und entspannen
- Gleichmäßig atmen
- Nicht nachfedern, nicht bis zur Schmerzgrenze dehnen

1
30 Sek.
7–8mal
in beide
Richtungen
kreisen

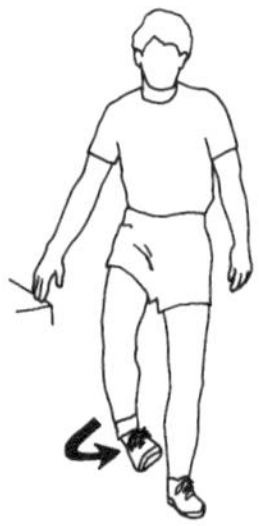

2
15 Sek.

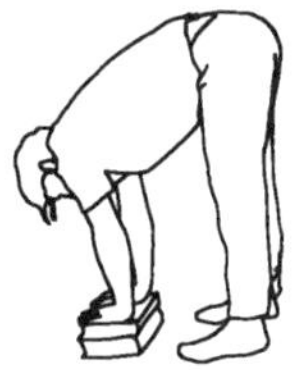

3
15 Sek.
jedes Bein

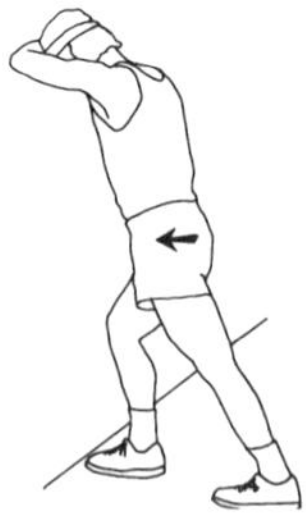

4
30 Sek.

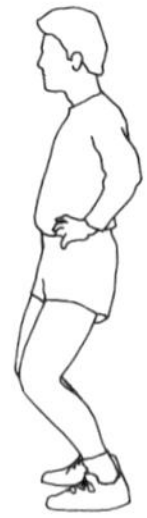

5
15 Sek.
jedes Bein

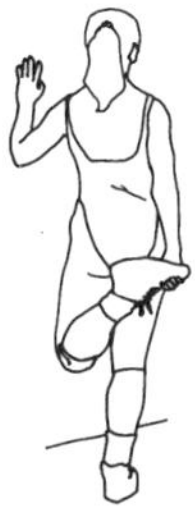

6
15 Sek.

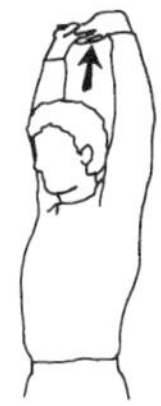

7
10 Sek.
jeder Arm

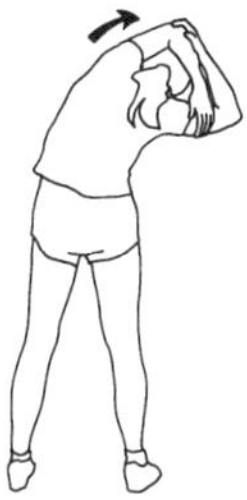

8
10 Sek.

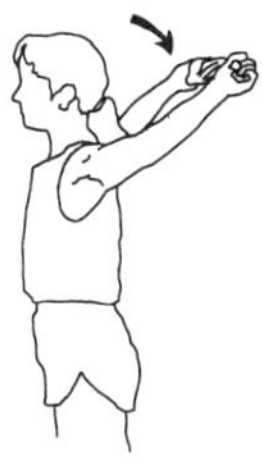

9
20 Sek.

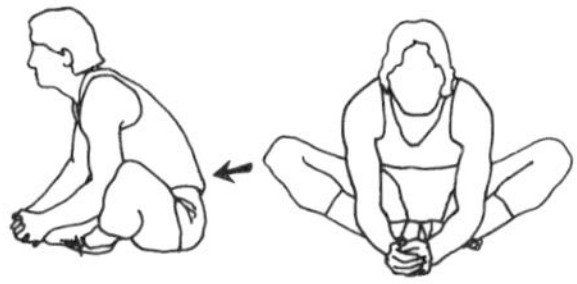

10
10 Sek.
jede Seite

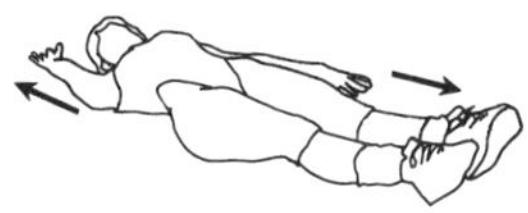

11
20 Sek.
jedes Bein

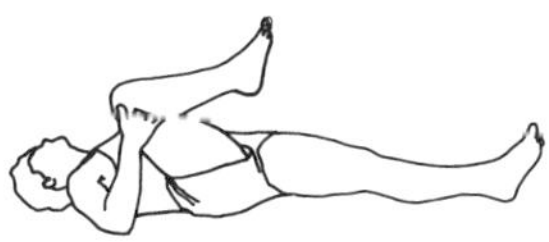

12
10 Sek.
jedes Bein

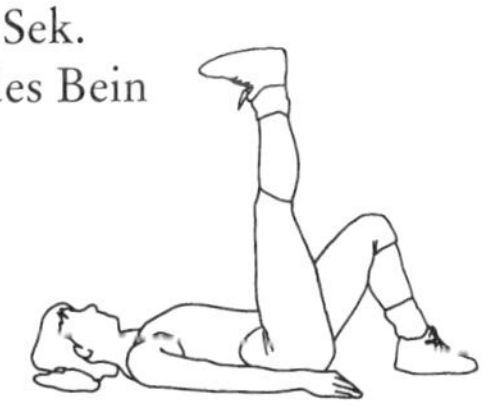

* Aus: B. Anderson: *Stretching.* © bei Oesch Verlag, Zürich. Literaturverzeichnis Seite 152.

Anhang

Die Fastenwanderzentrale

Was bietet sie? – Was will sie?

Die *Fastenwanderzentrale* bietet selbst keine Fastenwanderungen an, sondern vermittelt nur welche. Carmen Preisler und Käthe Mihanovic, erfahrene Fastenwanderinnen und Betreuerinnen von Fastenwanderern, haben diesen Dienst übernommen.

In Deutschland werden seit 1973 Fastenwanderungen organisiert. Zuerst in aller Zurückgezogenheit durchgeführt, wurden sie 1984 und 1985 durch Fernsehsendungen im Gesundheitsmagazin »Die Sprechstunde« bekannt und populär.

Inzwischen ist ein Fastenwanderverein aktiv geworden und ein Orientierungsbuch für Fastenwanderer erschienen. 1996 wurde das Fastenwandern von etwa 50 Anbietern europaweit durchgeführt.

Die Fastenwanderzentrale ist bemüht, die Fastenwanderidee auszubreiten und für die Fastenwanderanbieter die Werbung zu übernehmen. Zwanzig Anbieter empfehlen in einer Broschüre ihre Veranstaltungen. Die Zentralstelle kennt die einzelnen Anbieter persönlich und hat Vertrauen zu ihnen, übernimmt aber keinerlei Garantie oder Verantwortung für die angegebenen Veranstaltungen.

Man sollte nicht davon ausgehen, daß jeder Anbieter Arzt, Heilpraktiker oder Krankenschwester ist. Die Anbieter haben die verschiedensten beruflichen Ausbildungen und wurden vom Leben unterschiedlich geprägt. Man darf deshalb auch nicht an alle die gleichen Erwartungen stellen. Zweifellos hat aber jeder Veranstalter seine ihm eigenen Qualitäten.

Auch die Seminare sind nicht genormt. Jeder Veranstalter führt sie entsprechend seinen Ideen und Fähigkeiten durch. Jeder Kurs hat also seinen eigenen Charakter.

Bevor Sie sich für eine Wanderung oder ein Seminar anmelden, informieren Sie sich bitte gründlich über das, was Sie erwartet, damit Sie hinterher nicht unzufrieden oder enttäuscht sind. Für viele Teilnehmer ist z.B. folgendes wichtig: Unterbringungsart (Hotel, Gruppenquartier, Zelt), Geländebeschaffenheit (Sandstrand, Waldboden, Gebirge), Höhenmeter (500–1000), Tageskilometer (12, 20, 25 km), Gruppengröße (12, 24, 40 Personen), Fastenverpflegung (nur Wasser und Tee oder kleine Kraftspritzen und Genüsse wie Saft, Honig, Gemüsebrühe). Zusatzprogramme (Singen, Gymnastik, Yoga, Meditationen, Vorträge, Besichtigungen usw.), Betreuung durch einen Arzt, Heilpraktiker oder durch eine Krankenschwester.

Die Kontaktstelle ist bereit, detaillierte Auskünfte über das Fasten und das Wandern zu geben und bei der Auswahl des Geländes, der Tageskilometer und der Unterbringung zu beraten. Sie wird jedoch weder einen Anbieter noch eine Veranstaltung empfehlen.

Die Interessenten haben die Möglichkeit, die einzelnen Anbieter, die in Frage kommen, anzuschreiben bzw. anzurufen. Jeder von ihnen hat Programmhefte oder detaillierte Ausschreibungen und kann über seine Person und seine Veranstaltung Auskunft erteilen. – Die Zentralstelle hat nur die Aufgabe, den gemeinsamen Anbieterprospekt zu versenden, der jedes Jahr ergänzt wird und neu erscheint.

Weitere Informationen erhalten Sie durch die
Fastenwanderzentrale
Postfach 2865
D-67659 Kaiserslautern
Tel. und Fax (0049)0631-47472
www.fasten-wander-zentrale.de
E-Mail: info@fasten-wander-zentrale.de

Wer an weiterführenden Informationen zur instinktiven Kost interessiert ist oder an Seminaren mit Guy-Claude Burger teilnehmen möchte, kann sich wenden an das

Centre National d'Instinctotherapie
Rue du Château
F-77650 Soisy Bouy

Bestelliste per Postkarte anfordern:
Orkos Diffusion
9, rue du Château
F-77650 Soisy Bouy

Weiterführende Literatur

Anderson, Bob: *Stretching. Dehnübungen, die den Körper geschmeidig und gesund erhalten – für jeden, jederzeit und überall auszuführen.* Oesch, Zürich (die vom Autor vollständig überarbeitete Neuausgabe erscheint im Oktober 2003).

Bircher-Benner, Max: *Ordnungsgesetze des Lebens.* Bircher-Benner, Zürich/Friedrichsdorf.

Buchinger O./Buchinger A.: *Das heilende Fasten. So stärken Sie Ihr Wohlbefinden durch die Buchinger-Fastenkur.* Jopp/Oesch, Zürich, 15. Auflage 2002.

Chang, Stephen T.: *Das Handbuch ganzheitlicher Selbstheilung. Methoden des medizinischen Tao-Systems.* Goldmann, München.

Coué, Emile: *Autosuggestion. Wie man die Herrschaft über sich selbst gewinnt. Die Kraft der Selbstbeeinflussung durch positives Denken.* Oesch, Zürich.

Dosick, Wayne: *Kinder brauchen Werte. 10 Lebensregeln, die Kindern Halt und Orientierung geben. Ein Ratgeber für den Erziehungsalltag.* Scherz, Bern 1996.

Farady, Ann: *Deine Träume - Schlüssel zur Selbsterkenntnis. Ein psychologischer Ratgeber.* Fischer TB, Frankfurt/M. 1995.

Feyler Günther: *Träume - Suchbilder der Seele. Der Traum als Lebenshilfe und Dialogpartner.* Bauer, Freiburg i. Br. 1994.

Grethlein, Thomas: *Heilfasten. Neue Kraft für Körper und Seele.* mvg, München 1992.

Hanusch, Karl-Heinz: *Magnetfeldtherapie. Schmerzen lindern - natürlich und ohne Nebenwirkungen.* Jopp/Oesch, Zürich, 16. Auflage 2003.

Hosch, Harald: *Gesund durch Entsäuerung. Das Säure-Basen-Gleichgewicht wiederherstellen und erhalten.* Jopp/Oesch, Zürich, 20. Auflage 2002.

Kneipp, Sebastian: *Meine Wasserkur.* Oesch, Zürich .

Leibold, Gerhard: *Saftfasten. Wirkungen, Heilanzeigen, praktische Durchführung.* Jopp/Oesch, Zürich, 2. Auflage 2000.

Leibold, Gerhard: *Wetterfühligkeit. Ursachen, Symptome, ganzheitliche Behandlung.* Jopp/Oesch, Zürich 2000.

Luban-Plozza, Boris/Amann-Jennson, Günther: *Schlaf dich gesund! Neue Wege der Entspannung und Streßbewältigung. Der Schlaf als wichtigste Quelle der Gesundheit, Vitalität und des Lebenserfolgs.* Oesch, Zürich, 10. vollständig überarbeitete Auflage 2003.

Maslow, Abraham A.: *Psychologie des Seins. Ein Entwurf.* Fischer TB, Frankfurt/M. 1994.

Meier-Dell'Olivo, Rosemarie: *Schreiben wollte ich schon immer. Gekonnt Tagebuch führen: schärft die Sinne, befreit die Seele. Eine Anleitung.* Oesch, Zürich 2001.

Michl, Christoph: *Fastenwanderungen. Eine wunderbare Reinigungs-, Gesundungs- und Erneuerungserfahrung.* Mensch-Umwelt-Erde, 1994.

Rauch, Erich: *Die Darmreinigung nach Dr. F. X. Mayr.* Haug, Heidelberg.

Reinhard, Jürg: *Sanfte Heilpraxis. Mit selbstgemachten Medikamenten.* Hallwag, Bern 1995.

Székely, Edmond B.: *Das Friedensevangelium der Essener.* Bruno Martin, Südergellersen 1995.

Tawm, Kim: *Geheime Übungen taoistischer Mönche.* Bauer, Freiburg i. Br. 1995.

Toomay, Mindy: *Das schöne Buch vom Kräutertee.* Scherz, Bern 1996.

Trickett, Shirley: *Endlich wieder angstfrei leben. Selbsthilferatgeber gegen Angst, Depressionen und Panikattacken.* Oesch, Zürich 5. Aufl. 2003.

Ullrich, Manfred A.: *Colon-Hydro-Therapie. Chronische Krankheiten durch Darmsanierung heilen.* Jopp/Oesch, Zürich 9. Auflage 2002.

Vasey, Christopher: *Sanft heilen mit Wickeln und Kompressen. Naturmedizin mit Tradition.* Midena, Augsburg.

Vogel, Alfred: *Der kleine Doktor. Ratschläge für die Gesundheit.* Bechtermünz, Augsburg.

Weber, Anders: *Autogenes Training – eine Lebenshilfe. Seine Geheimnisse verstehen und im täglichen Leben entspannt anwenden.* Oesch, Zürich, 2. Auflage 2002.

Quellennachweis

Die Zitate von Dr. Lennart Edren sind einem Vortragsmanuskript des Autors mit dessen freundlicher Genehmigung entnommen; die Zitate von Alfred Vogel und von Sophie Vogel mit freundlicher Genehmigung des A. Vogel Verlags, Teufen (CH);
die Zitate von Professor Dr. Max Bircher-Benner mit jener des Bircher-Benner Verlags, Zürich/D-Friedrichsdorf. Jean-Claude Burger schließlich hat mir freundlicherweise erlaubt, aus seinen Büchern zu zitieren.
Allen Rechteinhabern sei für Ihr Wohlwollen herzlich gedankt.

Fastenwandern mit Regi

vogelleicht und frei ®

Regi Brugger
3938 Ausserberg VS (Schweiz)

Telefon Ausland: 0041 27 945 11 33
Fax Ausland: -34
Sekretariat: 0041 71 244 30 82

Telefon Schweiz: 027 945 11 33
Fax Schweiz: -34
Sekretariat: 071 744 30 82

E-Mail: regi@gleichgewicht.ch
www.gleichgewicht.ch

Meine eigenen Erfahrungen mit Fastenwandern